Biljna Čarolija
Okusi i Zdravlje u Svakom Zalogaju

Mia Jurić

Sadržaj

Smeđa riža s povrćem i tofuom 10

Osnovna kaša od amaranta 12

. Kukuruzni kruh sa špinatom 14

Puding od riže s ribizlom 16

Prosena kaša sa sultanijama 18

Kaša od kvinoje sa suhim smokvama 21

Puding od kruha s grožđicama 23

Bulgur pšenična salata 25

Ražena kaša s preljevom od borovnice 27

Kaša od kokosa i sirka 29

Tatina aromatična riža 31

Svakodnevni slani griz 33

Salata od ječma na grčki način 35

Jednostavna slatka kaša od kukuruznog brašna 37

Mamini muffini s prosom 39

Smeđa riža s đumbirom 41

Slatke zobene kaše "griz" 43

Freekeh zdjelica sa suhim smokvama 45

Kaša od kukuruznog brašna s javorovim sirupom 48

Riža na mediteranski način 50

Bulgur palačinke s preokretom 52

Čokolada i ražena kaša 54

Autentična afrička hrana Mielie 56

Teff kaša sa suhim smokvama 58

Dekadentni puding od kruha s marelicama 61

Riža s Chipotleom i cilantrom 63

Kaša s bademima 65

Aromatična posuda za proso 67

Harissa zdjela za bulgur 69

Puding od kokosa i kvinoje 72

Cremini rižoto od gljiva 74

Šareni rižoto s povrćem 76

Amarant griz sa orasima 78

Ječmeni pilav sa šumskim gljivama 80

Slatki muffini od kukuruznog kruha 82

Aromatični puding od riže sa suhim smokvama 85

Potaž s kvinojom 87

Zdjelica sirka s bademima 89

Bulgur muffini s grožđicama 91

starinski pilav 93

Freekeh salata sa Za'atarom 95

Juha od povrća od amaranta 97

Palenta s gljivama i slanutkom 100

Teff salata s avokadom i grahom 102

Zob s orasima preko noći 104

energetske kuglice od mrkve 106

Hrskavi zalogaji slatkog krumpira 108

Pečene glazirane mlade mrkve 110

Pečeni čips od kelja 112

Umak od indijskih oraščića sa sirom 114

Umak od humusa od papra 116

Tradicionalni libanonski mutabal 119

Pečeni slanutak na indijski način 121

Avokado s tahini umakom 123

Tater Tots od slatkog krumpira 125

Umak od pečene paprike i rajčice 127

Klasični miks za zabavu 129

Crostini od češnjaka i maslinovog ulja 131

Klasične veganske mesne okruglice 132

Pečeni pastrnjak s balsamicom 134

Tradicionalni Baba Ganoush 137

Zalogaji maslaca od kikirikija 139

Umak od pečene cvjetače 140

Jednostavne rolice od tikvica 142

Chipotle pomfrit 144

Cannellini umak od graha 146

Pečena cvjetača sa začinima 148

Lagani libanonski tum 151

Avokado s pikantnim preljevom od đumbira 153

Mješavina za grickalice od slanutka 155

Muhammara umak s dodirom 157

Crostini od špinata, slanutka i češnjaka 159

"Ćufte" od gljiva i kanelina 162

Okruglice krastavaca s humusom 164

Punjeni Jalapeno zalogaji 165

Meksički kolutići luka 167

Pečeno korjenasto povrće 169

Umak od humusa na indijski način 171

Umak od pečene mrkve i graha 173

Brz i jednostavan sushi od tikvica 175

Cherry rajčice s humusom 177

Gljive pečene u pećnici 179

Čips od kelja sa sirom 182

Brodovi od avokada s humusom 184

Nacho punjeni šampinjoni 186

Oblozi od zelene salate s humusom i avokadom 188

Pečene prokulice 190

Poblano slatki krumpir poppers 192

Pečeni čips od tikvica 194

Autentični libanonski umak 196

Veganske zobene pahuljice 198

Brodići od paprike s umakom od manga 200

Začinjeni cvjetići brokule i ružmarina 202

Hrskavi pečeni čips od cikle 204

Biljni umak za Dan zahvalnosti 205

Bakin začin za cornichon 207

Chutney od jabuka i brusnica 209

Domaći maslac od jabuka 211

Domaći maslac od kikirikija 213

Krema od pečene paprike 215

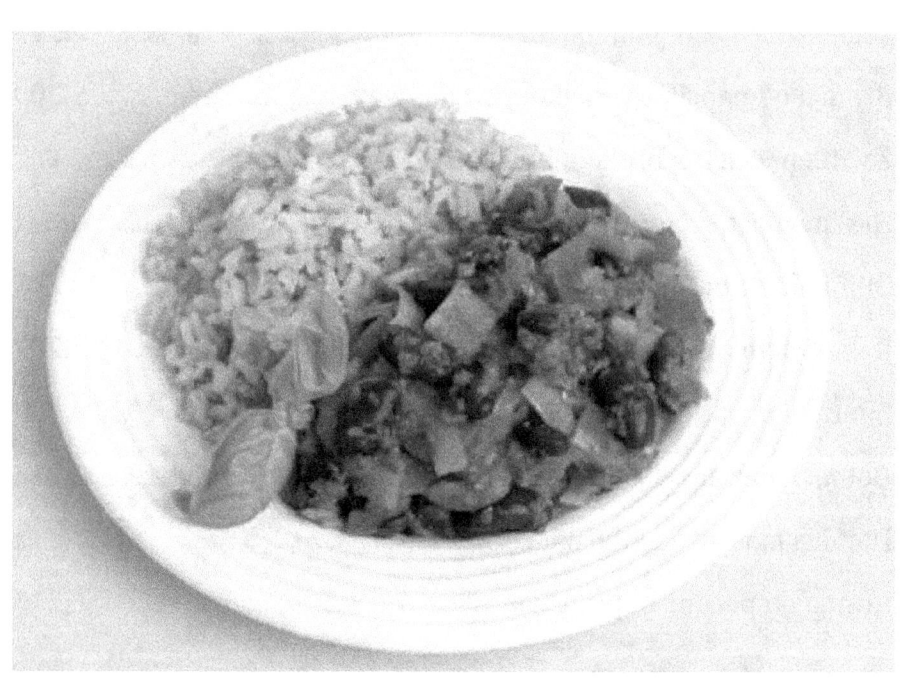

Smeđa riža s povrćem i tofuom

(Spremno za oko 45 minuta | Za 4 osobe)

Po porciji: Kalorije: 410; Masti: 13,2 g; Ugljikohidrati: 60 g; Bjelančevine: 14,3 g

Sastojci

4 žličice sezamovih sjemenki

2 struka mladog bijelog luka nasjeckanog

1 šalica nasjeckanog vlasca

1 mrkva, izrezana i narezana

1 kriška celera

1/4 šalice suhog bijelog vina

10 unci tofua, na kocke

1 ½ šalice smeđe riže dugog zrna, dobro isprane

2 žlice soja umaka

2 žlice tahinija

1 žlica soka od limuna

Adrese

U woku ili velikom loncu zagrijte 2 žličice sezamovog ulja na srednje jakoj vatri. Sada kuhajte češnjak, luk, mrkvu i celer oko 3 minute, povremeno miješajući kako biste osigurali ravnomjerno kuhanje.

Dodajte vino da deglazirate tavu i gurnite povrće na stranu woka. Dodajte preostalo sezamovo ulje i pržite tofu 8 minuta uz povremeno miješanje.

Zakuhajte 2 ½ šalice vode na srednje jakoj vatri. Pustite da provrije i kuhajte rižu oko 30 minuta ili dok ne omekša; promiješajte rižu i pomiješajte sa soja umakom i tahinijem.

Vrućoj riži dodajte povrće i tofu; Dodajte malo svježeg limunovog soka i poslužite toplo. Uživati!

Osnovna kaša od amaranta

(Spremno za oko 35 minuta | Za 4 osobe)

Po porciji: Kalorije: 261; Masti: 4,4 g; Ugljikohidrati: 49g; Bjelančevine: 7,3 g

Sastojci

3 šalice vode

1 šalica amaranta

1/2 šalice kokosovog mlijeka

4 žlice agavinog sirupa

Prstohvat košer soli

Prstohvat naribanog muškatnog oraščića

Adrese

Zakuhajte vodu na srednje jakoj vatri; Dodajte amarant i pustite da zavrije.

Pustite da kuha oko 30 minuta uz povremeno miješanje da se amarant ne zalijepi za dno posude.

Dodajte preostale sastojke i nastavite kuhati još 1 do 2 minute dok ne bude kuhano. Uživati!

. Kukuruzni kruh sa špinatom

(Spremno za oko 50 minuta | Za 8 osoba)

Po porciji: Kalorije: 282; Masti: 15,4 g; Ugljikohidrati: 30 g; Bjelančevine: 4,6 g

Sastojci

1 žlica lanenog brašna

1 šalica višenamjenskog brašna

1 šalica žutog kukuruznog brašna

1/2 žličice sode bikarbone

1/2 žličice praška za pecivo

1 žličica košer soli

1 žličica smeđeg šećera

Prstohvat naribanog muškatnog oraščića

1 ¼ šalice nezaslađenog zobenog mlijeka

1 žličica bijelog octa

1/2 šalice maslinovog ulja

2 šalice špinata, narezanog na komade

Adrese

Počnite tako što ćete prethodno zagrijati pećnicu na 420 stupnjeva F. Sada poprskajte lim za pečenje neljepljivim sprejom za kuhanje.

Za izradu jaja od lana pomiješajte laneno brašno s 3 žlice vode. Promiješajte i ostavite da odstoji oko 15 minuta.

U zdjeli dobro pomiješajte brašno, kukuruznu krupicu, sodu bikarbonu, prašak za pecivo, sol, šećer i naribani muškatni oraščić.

Postupno dodavati laneno jaje, zobeno mlijeko, ocat i maslinovo ulje neprestano miješajući da ne budu grudice. Zatim dodajte špinat.

Izlijte tijesto na pripremljeni lim za pečenje. Pecite svoj kukuruzni kruh oko 25 minuta ili dok tester umetnut u sredinu ne izađe suh i čist.

Ostavite da odstoji oko 10 minuta prije rezanja i posluživanja. Uživati!

Puding od riže s ribizlom

(Spremno za oko 45 minuta | Za 4 osobe)

Po porciji: Kalorije: 423; Masti: 5,3 g; Ugljikohidrati: 85 g; Bjelančevine: 8,8 g

Sastojci

1 ½ šalice vode

1 šalica bijele riže

2 ½ šalice zobenog mlijeka, podijeljeno

1/2 šalice bijelog šećera

prstohvat soli

Prstohvat naribanog muškatnog oraščića

1 žličica cimeta u prahu

1/2 žličice ekstrakta vanilije

1/2 šalice sušenog ribiza

Adrese

U loncu zakuhajte vodu na srednje jakoj vatri. Odmah smanjite vatru, dodajte rižu i pustite da kuha oko 20 minuta.

Dodajte mlijeko, šećer i začine te nastavite kuhati još 20 minuta uz stalno miješanje da se riža ne zalijepi za posudu.

Prelijte suhim ribizlom i poslužite na sobnoj temperaturi. Uživati!

Prosena kaša sa sultanijama

(Spremno za oko 25 minuta | Za 3 osobe)

Po porciji: Kalorije: 353; Masti: 5,5 g; Ugljikohidrati: 65,2g; Bjelančevine: 9,8 g

Sastojci

1 šalica vode

1 šalica kokosovog mlijeka

1 šalica prosa, ispranog

1/4 žličice ribanog muškatnog oraščića

1/4 žličice mljevenog cimeta

1 žličica paste od vanilije

1/4 žličice košer soli

2 žlice agavinog sirupa

4 žlice sultana grožđica

Adrese

Stavite vodu, mlijeko, proso, muškatni oraščić, cimet, vaniliju i sol u lonac; dovesti do vrenja.

Okrenite vatru i pustite da kuha oko 20 minuta; vilicom i žlicom razmutite proso u pojedinačne zdjelice.

Poslužite s agavinim sirupom i sultanijama. Uživati!

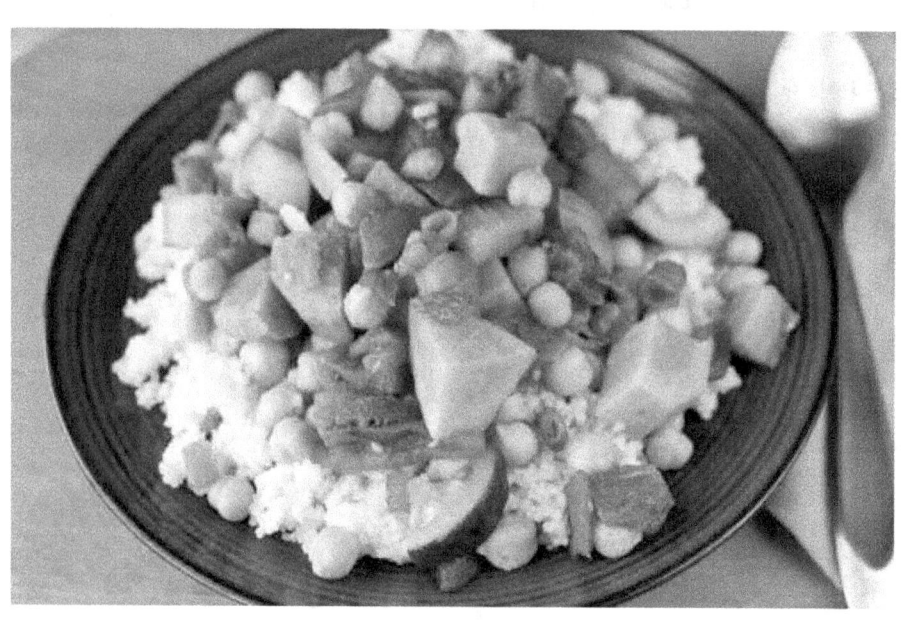

Kaša od kvinoje sa suhim smokvama

(Spremno za oko 25 minuta | Za 3 osobe)

Po porciji: Kalorije: 414; Masti: 9g; Ugljikohidrati: 71,2 g; Bjelančevine: 13,8 g

Sastojci

1 šalica bijele kvinoje, isprane

2 šalice bademovog mlijeka

4 žlice smeđeg šećera

prstohvat soli

1/4 žličice ribanog muškatnog oraščića

1/2 žličice mljevenog cimeta

1/2 žličice ekstrakta vanilije

1/2 šalice suhih smokava, nasjeckanih

Adrese

Stavite kvinoju, bademovo mlijeko, šećer, sol, muškatni oraščić, cimet i ekstrakt vanilije u lonac.

Zakuhajte na srednje jakoj vatri. Okrenite vatru i ostavite da kuha oko 20 minuta; pahuljice vilicom.

Podijelite u tri zdjelice i ukrasite suhim smokvama. Uživati!

Puding od kruha s grožđicama

(Spremno za oko 1 sat | Za 4 osobe)

Po porciji: Kalorije: 474; Masti: 12,2 g; Ugljikohidrati: 72 g; Bjelančevine: 14,4 g

Sastojci

4 šalice jednodnevnog kruha, narezanog na kockice

1 šalica smeđeg šećera

4 šalice kokosovog mlijeka

1/2 žličice ekstrakta vanilije

1 žličica cimeta u prahu

2 žlice ruma.

1/2 šalice grožđica

Adrese

Počnite tako što ćete prethodno zagrijati pećnicu na 360 stupnjeva F. Lagano namastite tavu neljepljivim sprejom za kuhanje.

Stavite kockice kruha u pripremljenu vatrostalnu posudu.

U zdjeli dobro pomiješajte šećer, mlijeko, vaniliju, cimet, rum i grožđice. Kremu ravnomjerno prelijte preko kockica kruha.

Ostavite da se namače oko 15 minuta.

Pecite u prethodno zagrijanoj pećnici oko 45 minuta ili dok vrh ne porumeni i stegne se. Uživati!

Bulgur pšenična salata

(Spremno za oko 25 minuta | Za 4 osobe)

Po porciji: Kalorije: 359; Masti: 15,5 g; Ugljikohidrati: 48,1g; Bjelančevine: 10,1 g

Sastojci

1 šalica bulgur pšenice

1 ½ šalice juhe od povrća

1 žličica morske soli

1 žličica nasjeckanog svježeg đumbira

4 žlice maslinovog ulja

1 kosani luk

8 unci konzerviranog slanutka, ocijeđenog

2 velike pečene paprike narezane na ploške

2 žlice nasjeckanog svježeg peršina

Adrese

U dubljem loncu zakuhajte bulgur i juhu od povrća; neka kuha, poklopljeno, 12 do 13 minuta.

Pustite da odstoji oko 10 minuta i promiješajte vilicom.

Dodajte preostale sastojke u kuhanu bulgur pšenicu; Poslužite na sobnoj temperaturi ili hladno. Uživati!

Ražena kaša s preljevom od borovnice

(Spremno za oko 15 minuta | Za 3 osobe)

Po porciji: Kalorije: 359; Masti: 11 g; Ugljikohidrati: 56,1g; Bjelančevine: 12,1 g

Sastojci

1 šalica raženih pahuljica

1 šalica vode

1 šalica kokosovog mlijeka

1 šalica svježih borovnica

1 žlica kokosovog ulja

6 datulja bez koštica

Adrese

Dodajte ražene pahuljice, vodu i kokosovo mlijeko u duboki lonac; pustite da zakipi na srednje jakoj vatri. Smanjite vatru i ostavite da kuha 5 do 6 minuta.

U blenderu ili multipraktiku pasirajte borovnice s kokosovim uljem i datuljama.

Poslužite u tri zdjelice i ukrasite preljevom od borovnica.

Uživati!

Kaša od kokosa i sirka

(Spremno za oko 15 minuta | Za 2 porcije)

Po porciji: Kalorije: 289; Masti: 5,1 g; Ugljikohidrati: 57,8g; Bjelančevine: 7,3 g

Sastojci

1/2 šalice sirka

1 šalica vode

1/2 šalice kokosovog mlijeka

1/4 žličice ribanog muškatnog oraščića

1/4 žličice mljevenog klinčića

1/2 žličice mljevenog cimeta

Košer sol, po ukusu

2 žlice agavinog sirupa

2 žlice kokosovih pahuljica

Adrese

Stavite sirak, vodu, mlijeko, muškatni oraščić, klinčiće, cimet i košer sol u lonac; pirjati oko 15 minuta.

Ulijte kašu u zdjelice za posluživanje. Prelijte agavinim sirupom i listićima kokosa. Uživati!

Tatina aromatična riža

(Spremno za oko 20 minuta | Za 4 osobe)

Po porciji: Kalorije: 384; Masti: 11,4 g; Ugljikohidrati: 60,4g; Bjelančevine: 8,3 g

Sastojci

3 žlice maslinovog ulja

1 žličica mljevenog češnjaka

1 žličica sušenog origana

1 žličica sušenog ružmarina

1 list lovora

1 ½ šalice bijele riže

2 ½ šalice juhe od povrća

Morska sol i kajenski papar, po ukusu

Adrese

U loncu zagrijte maslinovo ulje na umjereno jakoj vatri. Dodajte češnjak, origano, ružmarin i lovorov list; pirjajte oko 1 minutu ili dok ne postane aromatično.

Dodajte rižu i juhu. Zakuhajte; Odmah zakuhajte.

Kuhajte oko 15 minuta ili dok sva tekućina ne upije. Rižu izbosti vilicom, začiniti solju i paprom i odmah poslužiti.

Uživati!

Svakodnevni slani griz

(Spremno za oko 35 minuta | Za 4 osobe)

Po porciji: Kalorije: 238; Masti: 6,5 g; Ugljikohidrati: 38,7g; Bjelančevine: 3,7g

Sastojci

2 žlice veganskog maslaca

1 glavica slatkog luka nasjeckana

1 žličica mljevenog češnjaka

4 šalice vode

1 šalica kamenog griza

Morska sol i kajenski papar, po ukusu

Adrese

U loncu otopite veganski maslac na srednje jakoj vatri. Kad se zagrije, kuhajte luk oko 3 minute ili dok ne omekša.

Dodajte češnjak i nastavite pirjati još 30 sekundi ili dok ne postane aromatično; rezervacija.

Zakuhajte vodu na umjereno jakoj vatri. Dodajte griz, sol i papar. Zagrijte na laganoj vatri, poklopite i nastavite kuhati oko 30 minuta ili dok ne bude kuhano.

Dodajte pirjanu smjesu i poslužite vruće. Uživati!

Salata od ječma na grčki način

(Spremno za oko 35 minuta | Za 4 osobe)

Po porciji: Kalorije: 378; Masti: 15,6 g; Ugljikohidrati: 50 g; Bjelančevine: 10,7 g

Sastojci

1 šalica bisernog ječma

2 ¾ šalice juhe od povrća

2 žlice jabučnog octa

4 žlice ekstra djevičanskog maslinovog ulja

2 paprike babure, očišćene od sjemenki i narezane na kockice

1 ljutika nasjeckana

2 unce sušene rajčice u ulju, nasjeckane

1/2 zelenih maslina očišćenih od koštica i narezanih na ploške

2 žlice svježeg cilantra, nasjeckanog

Adrese

Zakuhajte ječam i juhu na srednje jakoj vatri; Sada zagrijte na laganoj vatri.

Nastavite kuhati oko 30 minuta dok se sva tekućina ne upije; pahuljice vilicom.

Ječam pomiješajte s octom, maslinovim uljem, paprikom, ljutikom, sušenim rajčicama i maslinama; promiješajte da se dobro sjedini.

Ukrasite svježim cilantrom i poslužite na sobnoj temperaturi ili hladno. Uživati!

Jednostavna slatka kaša od kukuruznog brašna

(Spremno za oko 15 minuta | Za 2 porcije)

Po porciji: Kalorije: 278; Masti: 12,7 g; Ugljikohidrati: 37,2 g; Proteini: 3g

Sastojci

  2 šalice vode

  1/2 šalice kukuruznog brašna

  1/4 žličice mljevene pimente

  1/4 žličice soli

  2 žlice smeđeg šećera

  2 žlice maslaca od badema

Adrese

U loncu zakuhajte vodu; Zatim postupno dodajte kukuruzno brašno i pustite da lagano kuha.

Dodajte mljevenu alevu papriku i sol. Neka kuha 10 minuta.

Dodajte smeđi šećer i maslac od badema i lagano promiješajte da se sjedini. Uživati!

Mamini muffini s prosom

(Spremno za oko 20 minuta | Za 8 osoba)

Po porciji: Kalorije: 367; Masti: 15,9 g; Ugljikohidrati: 53,7g; Bjelančevine: 6,5g

Sastojci

2 šalice integralnog pšeničnog brašna

1/2 šalice prosa

2 žličice praška za pecivo

1/2 žličice soli

1 šalica kokosovog mlijeka

1/2 šalice otopljenog kokosovog ulja

1/2 šalice nektara agave

1/2 žličice mljevenog cimeta

1/4 žličice mljevenog klinčića

Prstohvat naribanog muškatnog oraščića

1/2 šalice suhih marelica, nasjeckanih

Adrese

Počnite tako što ćete prethodno zagrijati pećnicu na 400 stupnjeva F. Lagano namastite kalup za muffine neljepljivim uljem.

U posudi pomiješajte sve suhe sastojke. U posebnoj zdjeli pomiješajte mokre sastojke. Dodajte mješavinu mlijeka u smjesu brašna; miješajte dok ne postane ravnomjerno vlažno i nemojte premijesiti tijesto.

Ubacite marelice i stružite tijesto u pripremljene kalupe za muffine.

Pecite muffine u prethodno zagrijanoj pećnici oko 15 minuta, ili dok tester umetnut u sredinu muffina ne izađe suh i čist.

Ostavite ga da odstoji 10 minuta na rešetki prije nego što ga izvadite iz kalupa i poslužite. Uživati!

Smeđa riža s đumbirom

(Spremno za oko 30 minuta | Za 4 osobe)

Po porciji: Kalorije: 318; Masti: 8,8 g; Ugljikohidrati: 53,4g; Bjelančevine: 5,6 g

Sastojci

1 ½ šalice smeđe riže, isprane

2 žlice maslinovog ulja

1 žličica mljevenog češnjaka

1 komad (1 inč) đumbira, oguljen i nasjeckan

1/2 žličice sjemenki kumina

Morska sol i mljeveni crni papar, po ukusu

Adrese

Stavite smeđu rižu u lonac i prelijte hladnom vodom za 2 inča. Pustite da prokuha.

Smanjite vatru i nastavite kuhati oko 30 minuta ili dok ne omekša.

U tavi zagrijte maslinovo ulje na srednje jakoj vatri. Kad se zagrije, kuhajte češnjak, đumbir i sjemenke kima dok ne zarumene.

Dodajte mješavinu češnjaka i đumbira u vruću rižu; Začinite solju i paprom i odmah poslužite. Uživati!

Slatke zobene kaše "griz"

(Spremno za oko 20 minuta | Za 4 osobe)

Po porciji: Kalorije: 380; Masti: 11,1g; Ugljikohidrati: 59g; Bjelančevine: 14,4 g

Sastojci

1 ½ šalice čelično rezane zobi, namočene preko noći

1 šalica bademovog mlijeka

2 šalice vode

Prstohvat naribanog muškatnog oraščića

Prstohvat mljevenog klinčića

Prstohvat morske soli

4 žlice narezanih badema

6 datulja očišćenih od koštica i nasjeckanih

6 suhih šljiva nasjeckanih

Adrese

U dubljem loncu zakuhajte čelično narezanu zob, bademovo mlijeko i vodu.

Dodajte muškatni oraščić, klinčiće i sol. Odmah smanjite vatru na laganoj vatri, poklopite i nastavite kuhati oko 15 minuta ili dok ne omekša.

Zatim u četiri zdjelice za posluživanje uspite griz; na vrh stavite bademe, datulje i suhe šljive.

Uživati!

Freekeh zdjelica sa suhim smokvama

(Spremno za oko 35 minuta | Za 2 porcije)

Po porciji: Kalorije: 458; Masti: 6,8 g; Ugljikohidrati: 90 g; Bjelančevine: 12,4 g

Sastojci

1/2 šalice freekeha, natopljenog 30 minuta, ocijeđenog

1 1/3 šalice bademovog mlijeka

1/4 žličice morske soli

1/4 žličice mljevenog klinčića

1/4 žličice mljevenog cimeta

4 žlice agavinog sirupa

2 unce suhih smokava, nasjeckanih

Adrese

Stavite freekeh, mlijeko, morsku sol, mljevene klinčiće i cimet u lonac. Zakuhajte na srednje jakoj vatri.

Odmah smanjite temperaturu na 30 do 35 minuta, povremeno miješajući kako biste pospješili ravnomjerno kuhanje.

Dodajte agavin sirup i smokve. Sipajte kašu u pojedinačne zdjelice i poslužite. Uživati!

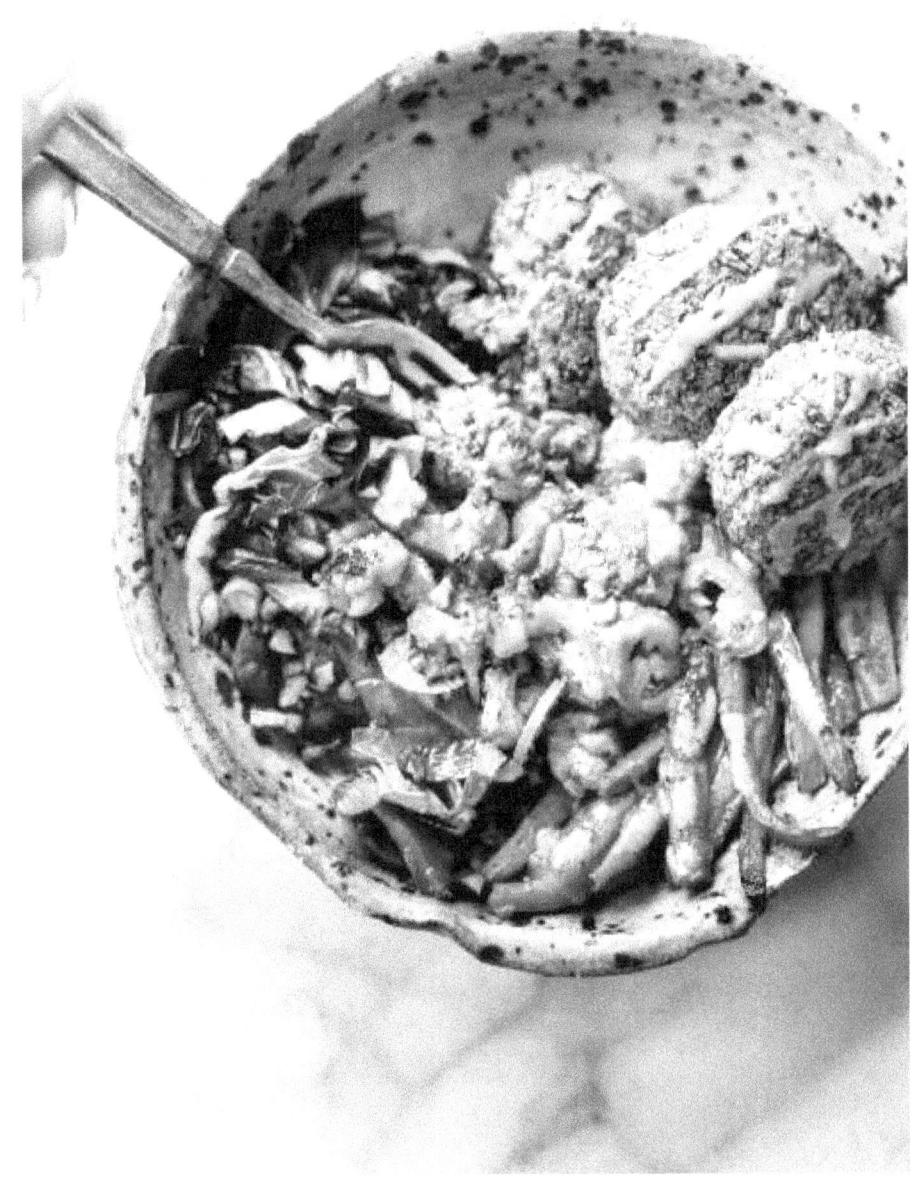

Kaša od kukuruznog brašna s javorovim sirupom

(Spremno za oko 20 minuta | Za 4 osobe)

Po porciji: Kalorije: 328; Masti: 4,8 g; Ugljikohidrati: 63,4g; Bjelančevine: 6,6 g

Sastojci

2 šalice vode

2 šalice bademovog mlijeka

1 štapić cimeta

1 mahuna vanilije

1 šalica žutog kukuruznog brašna

1/2 šalice javorovog sirupa

Adrese

U loncu zakuhajte vodu i bademovo mlijeko. Dodajte štapić cimeta i mahunu vanilije.

Postupno dodajte kukuruznu krupicu, neprestano miješajući; uključite vatru da zakuha. Pustite da lagano kuha oko 15 minuta.

Prelijte javorov sirup preko kaše i poslužite vruće. Uživati!

Riža na mediteranski način

(Spremno za oko 20 minuta | Za 4 osobe)

Po porciji: Kalorije: 403; Masti: 12 g; Ugljikohidrati: 64,1g; Bjelančevine: 8,3 g

Sastojci

3 žlice veganskog maslaca, sobne temperature

4 žlice nasjeckanog vlasca

2 češnja češnjaka, mljevena

1 list lovora

1 grančica majčine dušice, nasjeckana

1 grančica ružmarina, nasjeckana

1 ½ šalice bijele riže

2 šalice juhe od povrća

1 velika rajčica, pasirana

Morska sol i mljeveni crni papar, po ukusu

2 unce Kalamata maslina, bez koštica i narezanih

Adrese

U loncu otopite veganski maslac na umjereno jakoj vatri. Kuhajte mladi luk oko 2 minute ili dok ne omekša.

Dodajte češnjak, lovorov list, majčinu dušicu i ružmarin i nastavite pirjati oko 1 minutu ili dok ne postane aromatično.

Dodajte rižu, juhu i pasiranu rajčicu. Zakuhajte; Odmah zakuhajte.

Kuhajte oko 15 minuta ili dok sva tekućina ne upije. Rižu izbockati vilicom, posoliti, popapriti i ukrasiti maslinama; poslužite odmah.

Uživati!

Bulgur palačinke s preokretom

(Spremno za oko 50 minuta | Za 4 osobe)

Po porciji: Kalorije: 414; Masti: 21,8 g; Ugljikohidrati: 51,8g; Bjelančevine: 6,5g

Sastojci

1/2 šalice bulgur pšeničnog brašna

1/2 šalice bademovog brašna

1 žličica sode bikarbone

1/2 žličice fine morske soli

1 šalica punomasnog kokosovog mlijeka

1/2 žličice mljevenog cimeta

1/4 žličice mljevenog klinčića

4 žlice kokosovog ulja

1/2 šalice javorovog sirupa

1 velika banana, narezana na ploške

Adrese

U zdjeli dobro pomiješajte brašno, sodu bikarbonu, sol, kokosovo mlijeko, cimet i mljeveni klinčić; ostavite 30 minuta da se dobro upije.

U tavi zagrijte malu količinu kokosovog ulja.

Pecite palačinke dok površina ne porumeni. Ukrasite javorovim sirupom i bananom. Uživati!

Čokolada i ražena kaša

(Spremno za oko 10 minuta | Za 4 osobe)

Po porciji: Kalorije: 460; Masti: 13,1g; Ugljikohidrati: 72,2 g; Proteini: 15g

Sastojci

2 šalice raženih pahuljica

2 ½ šalice bademovog mlijeka

2 unce suhih suhih šljiva, nasjeckanih

2 unce komadića tamne čokolade

Adrese

Dodajte ražene pahuljice i bademovo mlijeko u duboki lonac; pustite da zakipi na srednje jakoj vatri. Smanjite vatru i ostavite da kuha 5 do 6 minuta.

Maknite s vatre. Dodajte nasjeckane suhe šljive i komadiće čokolade, lagano promiješajte da se sve sjedini.

Ulijte u zdjelice za posluživanje i poslužite vruće.

Uživati!

Autentična afrička hrana Mielie

(Spremno za oko 15 minuta | Za 4 osobe)

Po porciji: Kalorije: 336; Masti: 15,1 g; Ugljikohidrati: 47,9g; Bjelančevine: 4,1 g

Sastojci

3 šalice vode

1 šalica kokosovog mlijeka

1 šalica kukuruznog brašna

1/3 žličice košer soli

1/4 žličice ribanog muškatnog oraščića

1/4 žličice mljevenog klinčića

4 žlice javorovog sirupa

Adrese

U loncu zakuhajte vodu i mlijeko; Zatim postupno dodavati kukuruzno brašno i kuhati na laganoj vatri.

Dodajte sol, muškatni oraščić i klinčiće. Neka kuha 10 minuta.

Dodajte javorov sirup i lagano promiješajte da se sjedini. Uživati!

Teff kaša sa suhim smokvama

(Spremno za oko 25 minuta | Za 4 osobe)

Po porciji: Kalorije: 356; Masti: 12,1 g; Ugljikohidrati: 56,5g; Bjelančevine: 6,8 g

Sastojci

1 šalica cjelovitog zrna teff

1 šalica vode

2 šalice kokosovog mlijeka

2 žlice kokosovog ulja

1/2 žličice mljevenog kardamoma

1/4 žličice mljevenog cimeta

4 žlice agavinog sirupa

7-8 suhih smokava nasjeckanih

Adrese

Skuhajte integralni teff, vodu i kokosovo mlijeko.

Smanjite vatru i dodajte kokosovo ulje, kardamom i cimet.

Neka se kuha 20 minuta ili dok zrno ne omekša i kaša se zgusne. Dodajte agavin sirup i promiješajte da se dobro sjedini.

Svaku zdjelu za posluživanje pospite nasjeckanim smokvama i poslužite vruće. Uživati!

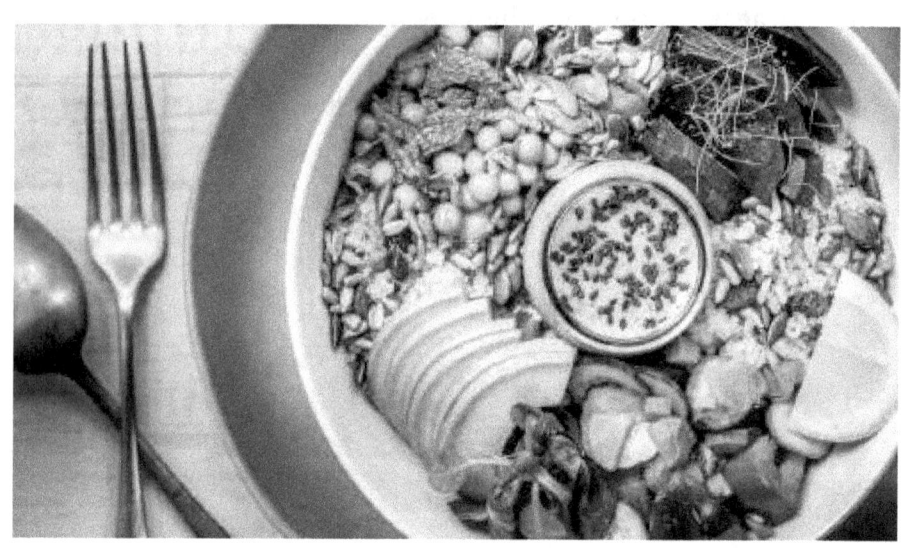

Dekadentni puding od kruha s marelicama

(Spremno za oko 1 sat | Za 4 osobe)

Po porciji: Kalorije: 418; Masti: 18,8 g; Ugljikohidrati: 56,9g; Bjelančevine: 7,3 g

Sastojci

4 šalice jednodnevnog ciabatta kruha, narezanog na kockice

4 žlice otopljenog kokosovog ulja

2 šalice kokosovog mlijeka

1/2 šalice kokosovog šećera

4 žlice pirea od jabuka

1/4 žličice mljevenog klinčića

1/2 žličice mljevenog cimeta

1 žličica ekstrakta vanilije

1/3 šalice suhih marelica, narezanih na kockice

Adrese

Počnite tako što ćete prethodno zagrijati pećnicu na 360 stupnjeva F. Lagano namastite tavu neljepljivim sprejom za kuhanje.

Stavite kockice kruha u pripremljenu vatrostalnu posudu.

U zdjeli dobro pomiješajte kokosovo ulje, mlijeko, kokosov šećer, umak od jabuke, mljeveni klinčić, mljeveni cimet i vaniliju. Kremu ravnomjerno prelijte preko kockica kruha; složiti marelice.

Pritisnite širokom lopaticom i ostavite da se namače oko 15 minuta.

Pecite u prethodno zagrijanoj pećnici oko 45 minuta ili dok vrh ne porumeni i stegne se. Uživati!

Riža s Chipotleom i cilantrom

(Spremno za oko 25 minuta | Za 4 osobe)

Po porciji: Kalorije: 313; Masti: 15 g; Ugljikohidrati: 37,1g; Bjelančevine: 5,7 g

Sastojci

4 žlice maslinovog ulja

1 chipotle čili, bez sjemenki i nasjeckan

1 šalica jasmin riže

1 ½ šalice juhe od povrća

1/4 šalice svježeg cilantra, nasjeckanog

Morska sol i kajenski papar, po ukusu

Adrese

U loncu zagrijte maslinovo ulje na umjereno jakoj vatri. Dodajte papar i rižu i kuhajte oko 3 minute ili dok ne postane aromatično.

Ulijte juhu od povrća u lonac i zakuhajte; Odmah zakuhajte.

Kuhajte oko 18 minuta ili dok sva tekućina ne upije. Promiješajte rižu vilicom, dodajte cilantro, sol i kajenski papar; promiješajte da se dobro sjedini. Uživati!

Kaša s bademima

(Spremno za oko 20 minuta | Za 2 porcije)

Po porciji: Kalorije: 533; Masti: 13,7 g; Ugljikohidrati: 85 g; Bjelančevine: 21,6 g

Sastojci

1 šalica vode

2 šalice bademovog mlijeka, podijeljene

1 šalica zobenih pahuljica

2 žlice kokosovog šećera

1/2 esencije vanilije

1/4 žličice kardamoma

1/2 šalice nasjeckanih badema

1 narezana banana

Adrese

U dubljem loncu brzo prokuhajte vodu i mlijeko. Dodajte zob, poklopite lonac i pojačajte vatru na srednju.

Dodajte kokosov šećer, vaniliju i kardamom. Nastavite kuhati oko 12 minuta uz povremeno miješanje.

Ulijte smjesu u zdjelice za posluživanje; na vrh stavite bademe i bananu. Uživati!

Aromatična posuda za proso

(Spremno za oko 20 minuta | Za 3 osobe)

Po porciji: Kalorije: 363; Masti: 6,7 g; Ugljikohidrati: 63,5g; Bjelančevine: 11,6 g

Sastojci

1 šalica vode

1 ½ šalice kokosovog mlijeka

1 šalica prosa, ispranog i ocijeđenog

1/4 žličice kristaliziranog đumbira

1/4 žličice mljevenog cimeta

Prstohvat naribanog muškatnog oraščića

Prstohvat himalajske soli

2 žlice javorovog sirupa

Adrese

Stavite vodu, mlijeko, proso, đumbir, kristalizirani cimet, muškatni oraščić i sol u lonac; dovesti do vrenja.

Okrenite vatru i pustite da kuha oko 20 minuta; vilicom i žlicom razmutite proso u pojedinačne zdjelice.

Poslužite s javorovim sirupom. Uživati!

Harissa zdjela za bulgur

(Spremno za oko 25 minuta | Za 4 osobe)

Po porciji: Kalorije: 353; Masti: 15,5 g; Ugljikohidrati: 48,5g; Bjelančevine: 8,4 g

Sastojci

1 šalica bulgur pšenice

1 ½ šalice juhe od povrća

2 šalice zrna kukuruza šećerca, odmrznutih

1 šalica konzerviranog graha, ocijeđenog

1 glavica crvenog luka, sitno narezana

1 režanj češnjaka, samljeven

Morska sol i mljeveni crni papar, po ukusu

1/4 šalice harissa paste

1 žlica soka od limuna

1 žlica bijelog octa

1/4 šalice ekstra djevičanskog maslinovog ulja

1/4 šalice svježeg lišća peršina, nasjeckanog

Adrese

U dubljem loncu zakuhajte bulgur i juhu od povrća; neka kuha, poklopljeno, 12 do 13 minuta.

Pustite da odstoji 5 do 10 minuta i izbijte bulgur vilicom.

Dodajte preostale sastojke u kuhanu bulgur pšenicu; poslužite toplo ili na sobnoj temperaturi. Uživati!

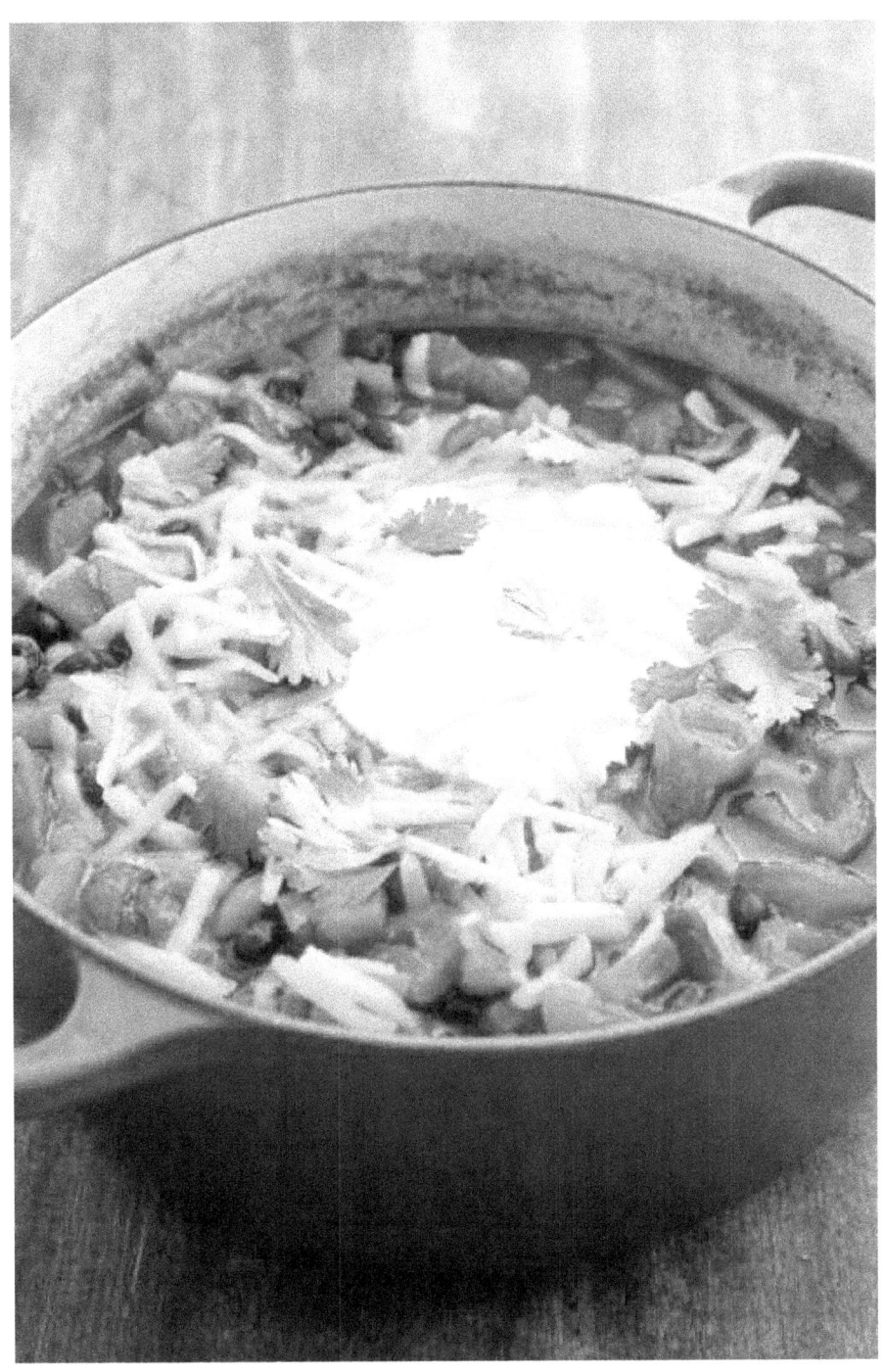

Puding od kokosa i kvinoje

(Spremno za oko 20 minuta | Za 3 osobe)

Po porciji: Kalorije: 391; Masti: 10,6 g; Ugljikohidrati: 65,2g; Bjelančevine: 11,1 g

Sastojci

1 šalica vode

1 šalica kokosovog mlijeka

1 šalica kvinoje

Prstohvat košer soli

Prstohvat mljevene pimente

1/2 žličice cimeta

1/2 žličice ekstrakta vanilije

4 žlice agavinog sirupa

1/2 šalice kokosovih pahuljica

Adrese

Stavite vodu, kokosovo mlijeko, kvinoju, sol, mljevenu piment, cimet i ekstrakt vanilije u lonac.

Zakuhajte na srednje jakoj vatri. Okrenite vatru i ostavite da kuha oko 20 minuta; probosti vilicom i dodati agavin sirup.

Podijelite u tri zdjelice za posluživanje i ukrasite listićima kokosa. Uživati!

Cremini rižoto od gljiva

(Spremno za oko 20 minuta | Za 3 osobe)

Po porciji: Kalorije: 513; Masti: 12,5 g; Ugljikohidrati: 88 g; Bjelančevine: 11,7 g

Sastojci

3 žlice veganskog maslaca

1 žličica mljevenog češnjaka

1 žličica majčine dušice

1 funta cremini gljiva, narezanih

1 ½ šalice bijele riže

2 ½ šalice juhe od povrća

1/4 šalice suhog sherry vina

Košer sol i mljeveni crni papar, po ukusu

3 žlice svježeg vlasca, tanko narezanog

Adrese

U loncu otopite veganski maslac na umjereno jakoj vatri. Kuhajte češnjak i majčinu dušicu oko 1 minutu ili dok ne postanu aromatični.

Dodajte gljive i nastavite pirjati dok ne puste tekućinu ili oko 3 minute.

Dodajte rižu, juhu od povrća i sherry vino. Zakuhajte; Odmah zakuhajte.

Kuhajte oko 15 minuta ili dok sva tekućina ne upije. Rižu izbosti vilicom, posoliti, popapriti i ukrasiti svježim vlascem.

Uživati!

Šareni rižoto s povrćem

(Spremno za oko 35 minuta | Za 5 osoba)

Po porciji: Kalorije: 363; Masti: 7,5 g; Ugljikohidrati: 66,3g; Bjelančevine: 7,7 g

Sastojci

2 žlice sezamovog ulja

1 kosani luk

2 paprike babure, nasjeckane

1 pastrnjak, izrezan i nasjeckan

1 mrkva, izrezana i nasjeckana

1 šalica cvjetića brokule

2 češnja češnjaka sitno nasjeckana

1/2 žličice mljevenog kima

2 šalice smeđe riže

Morska sol i crni papar, po ukusu.

1/2 žličice mljevene kurkume

2 žlice svježeg cilantra, sitno nasjeckanog

Adrese

Zagrijte sezamovo ulje u loncu na srednje jakoj vatri.

Kad se zagrije, kuhajte luk, papriku, pastrnjak, mrkvu i brokulu oko 3 minute dok ne zarumene.

Dodajte češnjak i mljeveni kim; nastavite kuhati još 30 sekundi dok ne postane aromatično.

Stavite smeđu rižu u lonac i prelijte hladnom vodom za 2 inča. Pustite da prokuha. Smanjite vatru i nastavite kuhati oko 30 minuta ili dok ne omekša.

Dodajte rižu u mješavinu povrća; začinite solju, crnim paprom i mljevenom kurkumom; Ukrasite svježim cilantrom i odmah poslužite. Uživati!

Amarant griz sa orasima

(Spremno za oko 35 minuta | Za 4 osobe)

Po porciji: Kalorije: 356; Masti: 12 g; Ugljikohidrati: 51,3g; Bjelančevine: 12,2g

Sastojci

2 šalice vode

2 šalice kokosovog mlijeka

1 šalica amaranta

1 štapić cimeta

1 mahuna vanilije

4 žlice javorovog sirupa

4 žlice nasjeckanih oraha

Adrese

Zakuhajte vodu i kokosovo mlijeko na srednje jakoj vatri; Dodajte amarant, cimet i vaniliju i zagrijte na laganoj vatri.

Pustite da kuha oko 30 minuta uz povremeno miješanje da se amarant ne zalijepi za dno posude.

Prelijte javorovim sirupom i pekan orahima. Uživati!

Ječmeni pilav sa šumskim gljivama

(Spremno za oko 45 minuta | Za 4 osobe)

Po porciji: Kalorije: 288; Masti: 7,7 g; Ugljikohidrati: 45,3g; Bjelančevine: 12,1 g

Sastojci

2 žlice veganskog maslaca

1 manja glavica luka nasjeckana

1 žličica mljevenog češnjaka

1 jalapeno papričica, očišćena od sjemenki i nasjeckana

1 funta šumskih gljiva, narezanih na ploške

1 šalica srednje velike količine bisernog ječma, ispranog

2 ¾ šalice juhe od povrća

Adrese

Otopite veganski maslac u loncu na srednje jakoj vatri.

Kad se zagrije, kuhajte luk oko 3 minute dok ne omekša.

Dodajte češnjak, jalapeño papar, gljive; nastavite pirjati 2 minute ili dok ne postane aromatično.

Dodajte ječam i temeljac, poklopite i nastavite pirjati oko 30 minuta. Nakon što se sva tekućina upije, ostavite ječam da odstoji oko 10 minuta, mućkajući vilicom.

Kušajte i prilagodite začine. Uživati!

Slatki muffini od kukuruznog kruha

(Spremno za oko 30 minuta | Za 8 osoba)

Po porciji: Kalorije: 311; Masti: 13,7 g; Ugljikohidrati: 42,3g; Bjelančevine: 4,5g

Sastojci

1 šalica višenamjenskog brašna

1 šalica žutog kukuruznog brašna

1 žličica praška za pecivo

1 žličica sode bikarbone

1 žličica košer soli

1/2 šalice šećera

1/2 žličice mljevenog cimeta

1 1/2 šalice bademovog mlijeka

1/2 šalice otopljenog veganskog maslaca

2 žlice pirea od jabuka

Adrese

Počnite tako što ćete prethodno zagrijati pećnicu na 420 stupnjeva F. Sada pošpricajte kalup za muffine neljepljivim sprejom za kuhanje.

U zdjeli dobro pomiješajte brašno, kukuruznu krupicu, sodu bikarbonu, prašak za pecivo, sol, šećer i cimet.

Postupno dodavajte mlijeko, maslac i jabuku, neprestano miješajući da ne budu grudice.

Ulijte tijesto u pripremljeni kalup za muffine. Pecite svoje muffine oko 25 minuta ili dok tester umetnut u sredinu ne izađe suh i čist.

Premjestite na žičanu rešetku da odstoji 5 minuta prije vađenja iz kalupa i posluživanja. Uživati!

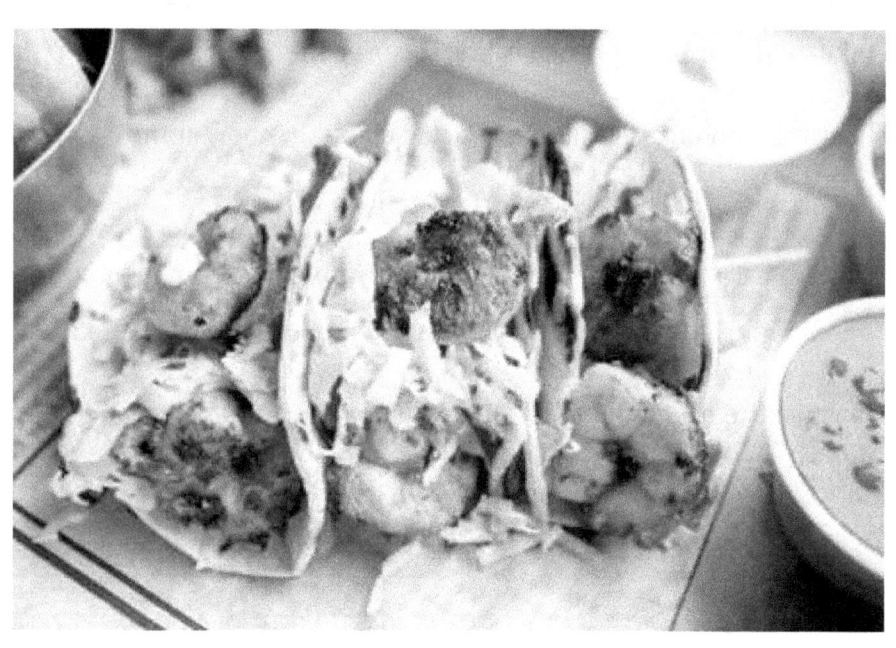

Aromatični puding od riže sa suhim smokvama

(Spremno za oko 45 minuta | Za 4 osobe)

Po porciji: Kalorije: 407; Masti: 7,5 g; Ugljikohidrati: 74,3g; Bjelančevine: 10,7 g

Sastojci

2 šalice vode

1 šalica bijele riže srednjeg zrna

3 ½ šalice kokosovog mlijeka

1/2 šalice kokosovog šećera

1 štapić cimeta

1 mahuna vanilije

1/2 šalice suhih smokava, nasjeckanih

4 žlice naribanog kokosa

Adrese

U loncu zakuhajte vodu na srednje jakoj vatri. Odmah smanjite vatru, dodajte rižu i pustite da kuha oko 20 minuta.

Dodajte mlijeko, šećer i začine te nastavite kuhati još 20 minuta uz stalno miješanje da se riža ne zalijepi za posudu.

Prelijte suhim smokvama i kokosom; Puding poslužite topao ili na sobnoj temperaturi. Uživati!

Potaž s kvinojom

(Spremno za oko 25 minuta | Za 4 osobe)

Po porciji: Kalorije: 466; Masti: 11,1g; Ugljikohidrati: 76 g; Bjelančevine: 16,1 g

Sastojci

2 žlice maslinovog ulja

1 kosani luk

4 srednja krumpira, oguljena i narezana na kockice

1 mrkva, narezana na ploške i kockice

1 pastrnjak, orezan i narezan na kockice

1 jalapeno papričica, očišćena od sjemenki i nasjeckana

4 šalice juhe od povrća

1 šalica kvinoje

Morska sol i mljeveni bijeli papar, po ukusu

Adrese

U loncu s debelim dnom zagrijte maslinovo ulje na srednje jakoj vatri. Pirjajte luk, krumpir, mrkvu, pastrnjak i papriku oko 5 minuta ili dok ne omekšaju.

Dodajte juhu od povrća i kvinoju; dovesti do vrenja.

Odmah smanjite vatru oko 15 minuta ili dok kvinoja ne omekša.

Začinite solju i paprom po ukusu. Pasirajte svoju kašu uronjenim blenderom. Zagrijte gulaš neposredno prije posluživanja i uživajte!

Zdjelica sirka s bademima

(Spremno za oko 15 minuta | Za 4 osobe)

Po porciji: Kalorije: 384; Masti: 14,7 g; Ugljikohidrati: 54,6g; Bjelančevine: 13,9 g

Sastojci

1 šalica sirka

3 šalice bademovog mlijeka

Prstohvat morske soli

Prstohvat naribanog muškatnog oraščića

1/2 žličice mljevenog cimeta

1/4 žličice mljevenog kardamoma

1 žličica kristaliziranog đumbira

4 žlice smeđeg šećera

4 žlice narezanih badema

Adrese

Stavite sirak, bademovo mlijeko, sol, muškatni oraščić, cimet, kardamom i kristalizirani đumbir u lonac; pirjati oko 15 minuta.

Dodajte smeđi šećer, promiješajte i ulijte kašu u zdjelice za posluživanje.

Prelijte bademima i odmah poslužite. Uživati!

Bulgur muffini s grožđicama

(Spremno za oko 20 minuta | Za 6 osoba)

Po porciji: Kalorije: 306; Masti: 12,1 g; Ugljikohidrati: 44,6g; Bjelančevine: 6,1g

Sastojci

1 šalica bulgura, kuhanog

4 žlice otopljenog kokosovog ulja

1 žličica praška za pecivo

1 žličica sode bikarbone

2 žlice laneno jaje

1 ¼ šalice višenamjenskog brašna

1/2 šalice kokosovog brašna

1 šalica kokosovog mlijeka

4 žlice smeđeg šećera

1/2 šalice pakiranih grožđica

Adrese

Počnite tako što ćete prethodno zagrijati pećnicu na 420 stupnjeva F. Posudu za muffine poprskajte neljepljivim uljem za kuhanje.

Sve suhe sastojke dobro sjediniti. Dodajte kuhani bulgur.

U drugoj posudi umutiti sve mokre sastojke; Dodajte mokru smjesu u smjesu bulgura; ubacite grožđice.

Miješajte dok se sve dobro ne sjedini, ali ne previše izmiješano; ulijte tijesto u pripremljeni muffin.

Sada pecite svoje muffine oko 16 minuta ili dok tester ne izađe suh i čist. Uživati!

starinski pilav

(Spremno za oko 45 minuta | Za 4 osobe)

Po porciji: Kalorije: 532; Masti: 11,4 g; Ugljikohidrati: 93g; Bjelančevine: 16,3 g

Sastojci

2 žlice sezamovog ulja

1 ljutika, narezana na ploške

2 paprike babure, očišćene od sjemenki i narezane na ploške

3 češnja češnjaka, mljevena

10 unci gljiva bukovača, očišćenih i narezanih

2 šalice smeđe riže

2 rajčice, pasirane

2 šalice juhe od povrća

Sol i crni papar po ukusu

1 šalica zrna kukuruza šećerca

1 šalica zelenog graška

Adrese

Zagrijte sezamovo ulje u loncu na srednje jakoj vatri.

Kad se zagriju, kuhajte ljutiku i papriku oko 3 minute dok ne omekšaju.

Dodajte češnjak i bukovače; nastavite pirjati oko 1 minutu dok ne postane aromatično.

U lagano podmazan lonac stavite rižu, posutu mješavinom gljiva, rajčica, juhe, soli, crnog papra, kukuruza i graška.

Pecite, pokriveno, na 375 stupnjeva F oko 40 minuta, miješajući nakon 20 minuta. Uživati!

Freekeh salata sa Za'atarom

(Spremno za oko 35 minuta | Za 4 osobe)

Po porciji: Kalorije: 352; Masti: 17,1g; Ugljikohidrati: 46,3g; Proteini: 8g

Sastojci

1 šalica freekeha

2 ½ šalice vode

1 šalica grožđanih rajčica, prerezanih na pola

2 paprike babure, očišćene od sjemenki i narezane na ploške

1 habanero chile, bez sjemenki i narezan na ploške

1 luk narezan na tanke ploške

2 žlice nasjeckanog svježeg cilantra

2 žlice nasjeckanog svježeg peršina

2 unce zelenih maslina, bez koštica i narezanih

1/4 šalice ekstra djevičanskog maslinovog ulja

2 žlice soka od limuna

1 žličica delikatesnog senfa

1 čajna žličica za'atara

Morska sol i mljeveni crni papar, po ukusu

Adrese

Stavite freekeh i vodu u lonac. Zakuhajte na srednje jakoj vatri.

Odmah smanjite temperaturu na 30 do 35 minuta, povremeno miješajući kako biste pospješili ravnomjerno kuhanje. Neka se potpuno ohladi.

Skuhani freekeh pomiješajte s preostalim sastojcima. Pomiješajte da se dobro sjedini.

Uživati!

Juha od povrća od amaranta

(Spremno za oko 30 minuta | Za 4 osobe)

Po porciji: Kalorije: 196; Masti: 8,7 g; Ugljikohidrati: 26,1g; Bjelančevine: 4,7 g

Sastojci

2 žlice maslinovog ulja

1 mala ljutika, nasjeckana

1 mrkva, izrezana i nasjeckana

1 pastrnjak, izrezan i nasjeckan

1 šalica žute tikve, oguljene i nasjeckane

1 žličica sjemenki komorača

1 žličica sjemenki celera

1 žličica kurkume u prahu

1 lovor

1/2 šalice amaranta

2 šalice kreme od celera

2 šalice vode

2 šalice zelenog povrća, narezanog na komade

Morska sol i mljeveni crni papar, po ukusu

Adrese

U loncu s debelim dnom zagrijte maslinovo ulje dok ne zavrije. Kad se zagrije, pirjajte ljutiku, mrkvu, pastrnjak i bundevu 5 minuta ili dok ne omekšaju.

Zatim pirjajte sjemenke komorača, sjemenke celera, kurkumu u prahu i lovorov list oko 30 sekundi dok ne poprime miris.

Dodajte amarant, juhu i vodu. Zagrijati na laganoj vatri. Poklopite i pirjajte 15 do 18 minuta.

Zatim dodajte zelenu zelenku, začinite solju i crnim paprom i nastavite pirjati još 5 minuta. Uživati!

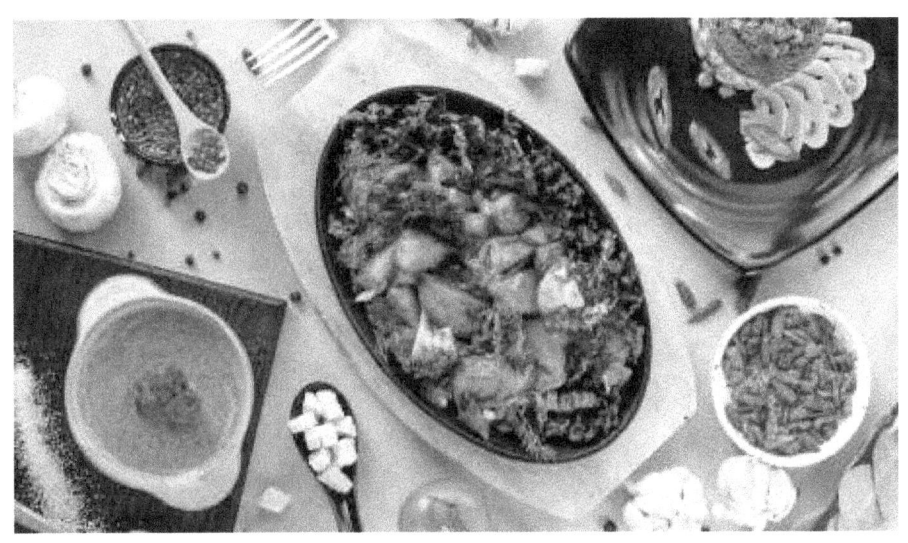

Palenta s gljivama i slanutkom

(Spremno za oko 25 minuta | Za 4 osobe)

Po porciji: Kalorije: 488; Masti: 12,2 g; Ugljikohidrati: 71g; Bjelančevine: 21,4 g

Sastojci

3 šalice juhe od povrća

1 šalica žutog kukuruznog brašna

2 žlice maslinovog ulja

1 kosani luk

1 paprika, očišćena od sjemenki i narezana na ploške

1 funta cremini gljiva, narezanih

2 češnja češnjaka, mljevena

1/2 šalice suhog bijelog vina

1/2 šalice juhe od povrća

Košer sol i svježe mljeveni crni papar, po ukusu

1 žličica paprike

1 šalica konzerviranog slanutka, ocijeđenog

Adrese

U srednje velikoj tavi zakuhajte juhu od povrća na srednje jakoj vatri. Sada dodajte kukuruzno brašno, neprestano miješajući kako ne bi bilo grudica.

Smanjite vatru da lagano kuha. Nastavite pirjati, povremeno miješajući, oko 18 minuta, dok se smjesa ne zgusne.

U međuvremenu zagrijte maslinovo ulje u loncu na umjereno jakoj vatri. Kuhajte luk i papriku oko 3 minute ili dok ne omekšaju i ne zamirišu.

Dodajte gljive i češnjak; nastavite pirjati, postupno dodavajući vino i juhu, još 4 minute ili dok ne bude kuhano. Začinite solju, crnim paprom i paprikom. Dodajte slanutak.

Mješavinu od gljiva žlicom prelijte preko palente i poslužite toplo. Uživati!

Teff salata s avokadom i grahom

(Spremno za oko 20 minuta + vrijeme hlađenja | Za 2 porcije)

Po porciji: Kalorije: 463; Masti: 21,2 g; Ugljikohidrati: 58,9g; Bjelančevine: 13,1 g

Sastojci

2 šalice vode

1/2 šalice teff zrna

1 žličica svježeg soka od limuna

3 žlice veganske majoneze

1 žličica delikatesnog senfa

1 manji avokado, bez koštice, oguljen i narezan na ploške

1 manji crveni luk narezan na tanke ploške

1 mali perzijski krastavac, narezan na ploške

1/2 šalice konzerviranog graha, ociješenog

2 šalice mladog špinata

Adrese

U dubljem loncu zakuhajte vodu na jakoj vatri. Dodajte zrno tefa i pirjajte.

Nastavite kuhati, poklopljeno, oko 20 minuta ili dok ne omekša. Neka se potpuno ohladi.

Dodajte preostale sastojke i promiješajte da se sjedine. Poslužite na sobnoj temperaturi. Uživati!

Zob s orasima preko noći

(Spremno za oko 5 minuta + vrijeme hlađenja | Za 3 osobe)

Po porciji: Kalorije: 423; Masti: 16,8 g; Ugljikohidrati: 53,1g; Bjelančevine: 17,3 g

Sastojci

1 šalica starinske zobi

3 žlice chia sjemenki

1 ½ šalice kokosovog mlijeka

3 žličice agavinog sirupa

1 žličica ekstrakta vanilije

1/2 žličice mljevenog cimeta

3 žlice nasjeckanih oraha

prstohvat soli

Prstohvat naribanog muškatnog oraščića

Adrese

Podijelite sastojke u tri staklene posude.

Pokrijte i protresite da se dobro sjedini. Ostavite ih da odstoje preko noći u vašem hladnjaku.

Prije posluživanja možete dodati još malo mlijeka. Uživati!

energetske kuglice od mrkve

(Spremno za oko 10 minuta + vrijeme hlađenja | Za 8 porcija)

Po porciji: Kalorije: 495; Masti: 21,1 g; Ugljikohidrati: 58,4g; Bjelančevine: 22,1 g

Sastojci

1 veća mrkva, naribana mrkva

1 ½ šalice starinske zobi

1 šalica grožđica

1 šalica datulja bez koštica

1 šalica kokosovih pahuljica

1/4 žličice mljevenog klinčića

1/2 žličice mljevenog cimeta

Adrese

U procesoru hrane izmiješajte sve sastojke dok ne nastane glatka, ljepljiva smjesa.

Od tijesta oblikujte jednake kuglice.

Stavite u hladnjak do posluživanja. Uživati!

Hrskavi zalogaji slatkog krumpira

(Spremno za oko 25 minuta + vrijeme hlađenja | Za 4 osobe)

Po porciji: Kalorije: 215; Masti: 4,5 g; Ugljikohidrati: 35 g; Bjelančevine: 8,7 g

Sastojci

4 slatka krumpira, oguljena i naribana

2 chia jaja

1/4 šalice prehrambenog kvasca

2 žlice tahinija

2 žlice brašna od slanutka

1 žličica ljutike u prahu

1 žličica češnjaka u prahu

1 žličica paprike

Morska sol i mljeveni crni papar, po ukusu

Adrese

Počnite tako što ćete prethodno zagrijati pećnicu na 395 stupnjeva F. Lim za pečenje obložite papirom za pečenje ili Silpat podlogom.

Sve sastojke dobro sjedinite dok se sve dobro ne sjedini.

Razvaljajte tijesto u jednake kuglice i stavite u hladnjak na oko 1 sat.

Ove kuglice pecite oko 25 minuta, a na pola vremena pečenja ih okrenite. Uživati!

Pečene glazirane mlade mrkve

(Spremno za oko 30 minuta | Za 6 osoba)

Po porciji: Kalorije: 165; Masti: 10,1 g; Ugljikohidrati: 16,5g; Bjelančevine: 1,4g

Sastojci

2 kilograma mlade mrkve

1/4 šalice maslinovog ulja

1/4 šalice jabučnog octa

1/2 žličice pahuljica crvene paprike

Morska sol i svježe mljeveni crni papar, po ukusu

1 žlica agavinog sirupa

2 žlice soja umaka

1 žlica svježeg cilantra, nasjeckanog

Adrese

Počnite tako da prethodno zagrijete pećnicu na 395 stupnjeva F.

Zatim pomiješajte mrkvu s maslinovim uljem, octom, crvenom paprikom, soli, crnim paprom, agavinim sirupom i sojinim umakom.

Pecite mrkvu oko 30 minuta okrećući tavu jednom ili dva puta. Ukrasite svježim cilantrom i poslužite. Uživati!

Pečeni čips od kelja

(Spremno za oko 20 minuta | Za 8 osoba)

Po porciji: Kalorije: 65; Masti: 3,9 g; Ugljikohidrati: 5,3g; Bjelančevine: 2,4g

Sastojci

2 vezice kelja, odvojene listove

2 žlice maslinovog ulja

1/2 žličice sjemena gorušice

1/2 žličice sjemenki celera

1/2 žličice sušenog origana

1/4 žličice mljevenog kima

1 žličica češnjaka u prahu

Krupna morska sol i mljeveni crni papar po ukusu

Adrese

Počnite tako da prethodno zagrijete pećnicu na 340 stupnjeva F. Lim za pečenje obložite papirom za pečenje ili Silpat marom.

Pomiješajte listove kelja s preostalim sastojcima dok se dobro ne prekriju.

Pecite u zagrijanoj pećnici oko 13 minuta, jednom ili dvaput okrećite posudu. Uživati!

Umak od indijskih oraščića sa sirom

(Spremno za oko 10 minuta | Za 8 obroka)

Po porciji: Kalorije: 115; Masti: 8,6 g; Ugljikohidrati: 6,6g; Bjelančevine: 4,4 g

Sastojci

1 šalica sirovih indijskih oraščića

1 svježe iscijeđen limun

2 žlice tahinija

2 žlice prehrambenog kvasca

1/2 žličice kurkume u prahu

1/2 žličice mljevene crvene paprike

Morska sol i mljeveni crni papar, po ukusu

Adrese

Stavite sve sastojke u zdjelu procesora hrane. Miješajte dok ne postane glatko, kremasto i glatko. Po potrebi možete dodati malo vode da je razrijedite.

Ulijte svoj umak u zdjelu za posluživanje; poslužite sa štapićima od povrća, čipsom ili krekerima.

Uživati!

Umak od humusa od papra

(Spremno za oko 10 minuta | Za 10 porcija)

Po porciji: Kalorije: 155; Masti: 7,9 g; Ugljikohidrati: 17,4g; Bjelančevine: 5,9 g

Sastojci

20 unci konzerviranog ili kuhanog slanutka, ocijeđenog

1/4 šalice tahinija

2 češnja češnjaka, mljevena

2 žlice svježe iscijeđenog soka od limuna

1/2 šalice tekućine od slanutka

2 pečene crvene paprike očišćene od sjemenki i narezane na ploške

1/2 žličice paprike

1 žličica sušenog bosiljka

Morska sol i mljeveni crni papar, po ukusu

2 žlice maslinovog ulja

Adrese

Pomiješajte sve sastojke, osim ulja, u blenderu ili procesoru hrane dok ne postignete željenu gustoću.

Stavite u hladnjak do posluživanja.

Po želji poslužite s prepečenim pita kriškama ili čipsom. Uživati!

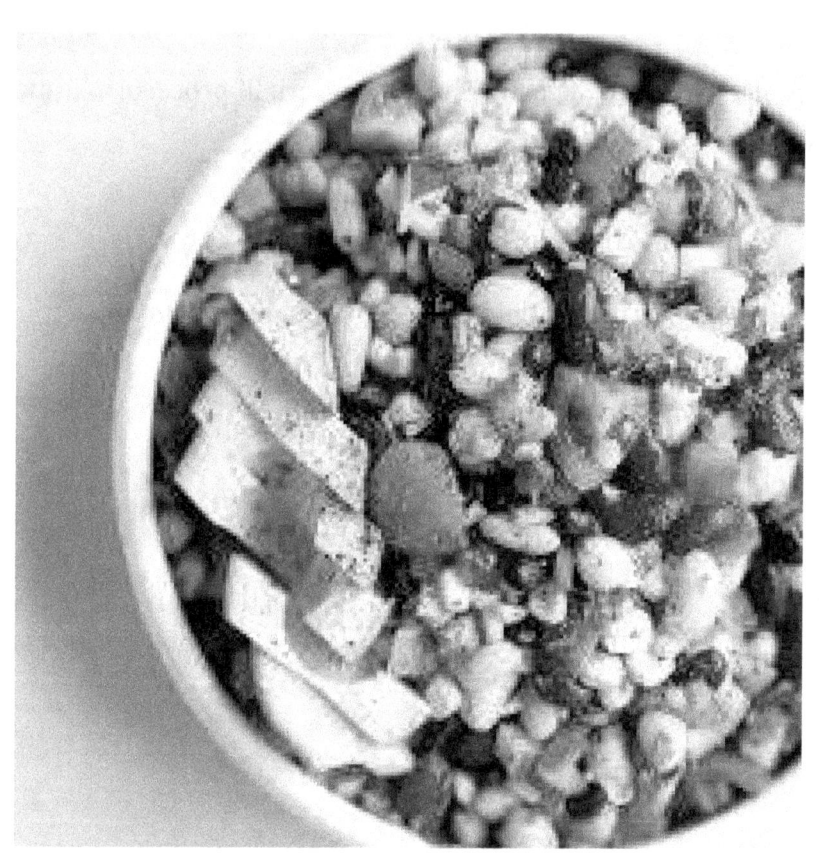

Tradicionalni libanonski mutabal

(Spremno za oko 10 minuta | Za 6 obroka)

Po porciji: Kalorije: 115; Masti: 7,8 g; Ugljikohidrati: 9,8g; Bjelančevine: 2,9 g

Sastojci

1 funta patlidžana

1 kosani luk

1 žlica paste od češnjaka

4 žlice tahinija

1 žlica kokosovog ulja

2 žlice soka od limuna

1/2 žličice mljevenog cilantra

1/4 šalice mljevenog klinčića

1 žličica pahuljica crvene paprike

1 žličica dimljene paprike

Morska sol i mljeveni crni papar, po ukusu

Adrese

Patlidžan pecite na roštilju dok kora ne pocrni; Ogulite patlidžan i stavite ga u zdjelu multipraktika.

Dodajte preostale sastojke. Miješajte dok se sve dobro ne sjedini.

Po želji poslužite s crostinima ili pita kruhom. Uživati!

Pečeni slanutak na indijski način

(Spremno za oko 10 minuta | Za 8 obroka)

Po porciji: Kalorije: 223; Masti: 6,4 g; Ugljikohidrati: 32,2 g; Bjelančevine: 10,4 g

Sastojci

2 šalice konzerviranog slanutka, ocijeđenog

2 žlice maslinovog ulja

1/2 žličice češnjaka u prahu

1/2 žličice paprike

1 žličica curry praha

1 žličica garam masale

Morska sol i crvena paprika, po ukusu

Adrese

Osušite slanutak papirnatim ručnicima. Slanutak prelijte maslinovim uljem.

Pecite slanutak u prethodno zagrijanoj pećnici na 400 stupnjeva F oko 25 minuta, promiješajte jednom ili dva puta.

Pomiješajte slanutak sa začinima i uživajte!

Avokado s tahini umakom

(Spremno za oko 10 minuta | Za 4 osobe)

Po porciji: Kalorije: 304; Masti: 25,7 g; Ugljikohidrati: 17,6g; Proteini: 6g

Sastojci

2 velika avokada, otkoštena i prerezana na pola

4 žlice tahinija

4 žlice soja umaka

1 žlica soka od limuna

1/2 žličice pahuljica crvene paprike

Morska sol i mljeveni crni papar, po ukusu

1 žličica češnjaka u prahu

Adrese

Stavite polovice avokada na tanjur za posluživanje.

Pomiješajte tahini, sojin umak, limunov sok, crvenu papriku, sol, crni papar i češnjak u prahu u maloj posudi. Podijelite umak između polovica avokada.

Uživati!

Tater Tots od slatkog krumpira

(Spremno za oko 25 minuta + vrijeme hlađenja | Za 4 osobe)

Po porciji: Kalorije: 232; Masti: 7,1 g; Ugljikohidrati: 37g; Bjelančevine: 8,4 g

Sastojci

1 ½ funte slatkog krumpira, naribanog

2 chia jaja

1/2 šalice glatkog brašna

1/2 šalice krušnih mrvica

3 žlice humusa

Morska sol i crni papar, po ukusu.

1 žlica maslinovog ulja

1/2 šalice salsa umaka

Adrese

Počnite tako što ćete prethodno zagrijati pećnicu na 395 stupnjeva F. Lim za pečenje obložite papirom za pečenje ili Silpat podlogom.

Sve sastojke osim umaka dobro sjediniti dok se sve dobro ne sjedini.

Razvaljajte tijesto u jednake kuglice i stavite u hladnjak na oko 1 sat.

Ove kuglice pecite oko 25 minuta, a na pola vremena pečenja ih okrenite. Uživati!

Umak od pečene paprike i rajčice

(Spremno za oko 35 minuta | Za 10 porcija)

Po porciji: Kalorije: 90; Masti: 5,7 g; Ugljikohidrati: 8,5g; Bjelančevine: 1,9 g

Sastojci

4 crvene paprike babure

4 rajčice

4 žlice maslinovog ulja

1 glavica crvenog luka nasjeckana

4 češnja češnjaka

4 unce konzerviranog slanutka, ocijeđenog

Morska sol i mljeveni crni papar, po ukusu

Adrese

Počnite tako da prethodno zagrijete pećnicu na 400 stupnjeva F.

Paprike i rajčice stavite u pleh obložen papirom za pečenje. Pecite oko 30 minuta; Ogulite paprike i prebacite ih u multipraktik zajedno s pečenim rajčicama.

U međuvremenu zagrijte 2 žlice maslinovog ulja u tavi na srednje jakoj vatri. Pirjajte luk i češnjak oko 5 minuta ili dok ne omekšaju.

Dodajte pirjano povrće u procesor hrane. Dodajte slanutak, sol, papar i preostalo maslinovo ulje; procesuirajte dok ne postane kremasto i glatko.

Uživati!

Klasični miks za zabavu

(Spremno za oko 1 sat i 5 minuta | Za 15 porcija)

Po porciji: Kalorije: 290; Masti: 12,2 g; Ugljikohidrati: 39g; Bjelančevine: 7,5 g

Sastojci

5 šalica veganskih kukuruznih pahuljica

3 šalice veganskih mini pereca

1 šalica prženih badema

1/2 šalice tostiranih pepita

1 žlica prehrambenog kvasca

1 žlica balzamičnog octa

1 žlica soja umaka

1 žličica češnjaka u prahu

1/3 šalice veganskog maslaca

Adrese

Započnite tako da prethodno zagrijete pećnicu na 250 stupnjeva F. Obložite veliki lim za pečenje papirom za pečenje ili Silpat podlogom.

Pomiješajte žitarice, perece, bademe i pepita u zdjelu za posluživanje.

U malom loncu otopite preostale sastojke na umjerenoj vatri. Prelijte umak preko mješavine žitarica i orašastih plodova.

Pecite oko 1 sat, miješajući svakih 15 minuta, dok ne porumene i ne zamirišu. Prebacite na rešetku da se potpuno ohladi. Uživati!

Crostini od češnjaka i maslinovog ulja

(Spremno za oko 10 minuta | Za 4 osobe)

Po porciji: Kalorije: 289; Masti: 8,2 g; Ugljikohidrati: 44,9g; Bjelančevine: 9,5 g

Sastojci

1 baguette od cjelovitog zrna pšenice, narezan na kriške

4 žlice ekstra djevičanskog maslinovog ulja

1/2 žličice morske soli

3 češnja češnjaka, prerezana na pola

Adrese

Zagrijte svoj roštilj.

Svaku šnitu kruha premažite maslinovim uljem i pospite morskom soli. Stavite pod prethodno zagrijani brojler oko 2 minute ili dok se lagano ne ispeče.

Svaku šnitu kruha natrljajte češnjakom i poslužite. Uživati!

Klasične veganske mesne okruglice

(Spremno za oko 15 minuta | Za 4 osobe)

Po porciji: Kalorije: 159; Masti: 9,2 g; Ugljikohidrati: 16,3g; Bjelančevine: 2,9 g

Sastojci

1 šalica smeđe riže, kuhane i ohlađene

1 šalica konzerviranog ili kuhanog graha, ocijeđenog

1 žličica nasjeckanog svježeg češnjaka

1 manja glavica luka nasjeckana

Morska sol i mljeveni crni papar, po ukusu

1/2 žličice kajenskog papra

1/2 žličice dimljene paprike

1/2 žličice sjemenki korijandera

1/2 žličice sjemenki gorušice korijandera

2 žlice maslinovog ulja

Adrese

U zdjeli dobro pomiješajte sve sastojke osim maslinovog ulja. Izmiksajte da se dobro sjedini pa namašćenim rukama oblikujte smjesu u jednake kuglice.

Zatim zagrijte maslinovo ulje u neprianjajućoj tavi na srednje jakoj vatri. Kad se zagriju, pržite mesne okruglice oko 10 minuta dok ne porumene sa svih strana.

Poslužite sa štapićima za koktele i uživajte!

Pečeni pastrnjak s balsamicom

(Spremno za oko 30 minuta | Za 6 osoba)

Po porciji: Kalorije: 174; Masti: 9,3 g; Ugljikohidrati: 22,2 g; Bjelančevine: 1,4g

Sastojci

1 ½ funte pastrnjaka, narezanog na štapiće

1/4 šalice maslinovog ulja

1/4 šalice balzamičnog octa

1 žličica Dijon senfa

1 žličica sjemenki komorača

Morska sol i mljeveni crni papar, po ukusu

1 žličica mješavine mediteranskih začina

Adrese

Pomiješajte sve sastojke u zdjeli za miješanje dok se pastrnjak dobro ne prekrije.

Pecite pastrnjak u prethodno zagrijanoj pećnici na 400 stupnjeva F oko 30 minuta, miješajući na pola vremena pečenja.

Poslužite na sobnoj temperaturi i uživajte!

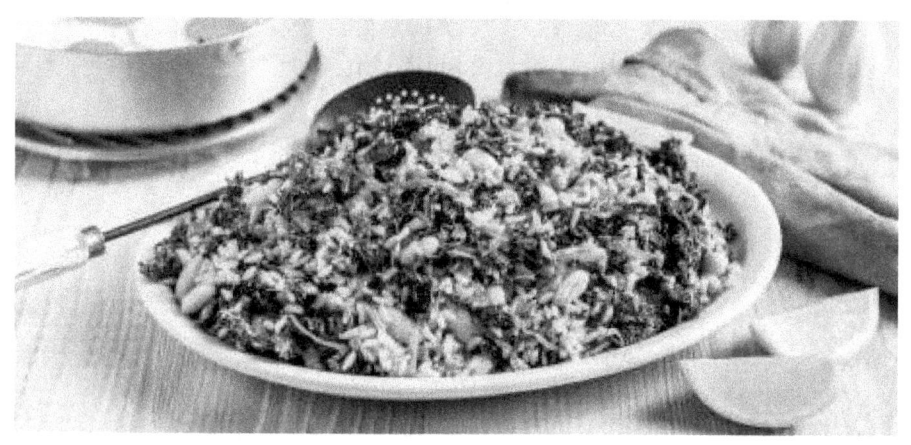

Tradicionalni Baba Ganoush

(Spremno za oko 25 minuta | Za 8 osoba)

Po porciji: Kalorije: 104; Masti: 8,2 g; Ugljikohidrati: 5,3g; Bjelančevine: 1,6g

Sastojci

1 funta patlidžana, narezanog na ploške

1 žličica krupne morske soli

3 žlice maslinovog ulja

3 žlice svježeg soka od limuna

2 češnja češnjaka, mljevena

3 žlice tahinija

1/4 žličice mljevenog klinčića

1/2 žličice mljevenog kima

2 žlice nasjeckanog svježeg peršina

Adrese

Ploške patlidžana utrljajte morskom soli. Zatim ih stavite u cjedilo i ostavite oko 15 minuta; Ocijedite, isperite i osušite kuhinjskim ručnicima.

Patlidžan pecite na roštilju dok kora ne pocrni; Ogulite patlidžan i stavite ga u zdjelu multipraktika.

Dodajte maslinovo ulje, sok limete, češnjak, tahini, klinčiće i kumin. Miješajte dok se sve dobro ne sjedini.

Ukrasite listićima svježeg peršina i uživajte!

Zalogaji maslaca od kikirikija

(Spremno za oko 5 minuta | Za 2 porcije)

Po porciji: Kalorije: 143; Masti: 3,9 g; Ugljikohidrati: 26,3g; Bjelančevine: 2,6 g

Sastojci

8 svježih datulja očišćenih od koštica i izrezanih na polovice

8 žličica maslaca od kikirikija

1/4 žličice mljevenog cimeta

Adrese

Podijelite maslac od kikirikija na polovice datulja.

Pospite cimetom i odmah poslužite. Uživati!

Umak od pečene cvjetače

(Spremno za oko 30 minuta | Za 7 porcija)

Po porciji: Kalorije: 142; Masti: 12,5 g; Ugljikohidrati: 6,3g; Bjelančevine: 2,9 g

Sastojci

1 funta cvjetova cvjetače

1/4 šalice maslinovog ulja

4 žlice tahinija

1/2 žličice paprike

Morska sol i mljeveni crni papar, po ukusu

2 žlice svježeg soka od limete

2 češnja češnjaka, mljevena

Adrese

Počnite tako što ćete prethodno zagrijati pećnicu na 420 stupnjeva F. Prelijte cvjetove cvjetače maslinovim uljem i stavite na lim za pečenje obložen papirom za pečenje.

Pecite oko 25 minuta ili dok ne omekša.

Zatim zgnječite cvjetaču zajedno s ostalim sastojcima, po potrebi dodajte tekućinu od kuhanja.

Po želji pokapajte s još malo maslinovog ulja. Uživati!

Jednostavne rolice od tikvica

(Spremno za oko 10 minuta | Za 5 osoba)

Po porciji: Kalorije: 99; Masti: 4,4 g; Ugljikohidrati: 12,1g; Bjelančevine: 3,1g

Sastojci

1 šalica humusa, po mogućnosti domaćeg

1 srednje nasjeckana rajčica

1 žličica senfa

1/4 žličice origana

1/2 žličice kajenskog papra

Morska sol i mljeveni crni papar, po ukusu

1 veća tikvica, narezana na trakice

2 žlice nasjeckanog svježeg bosiljka

2 žlice nasjeckanog svježeg peršina

Adrese

U zdjeli dobro pomiješajte humus, rajčicu, senf, origano, kajenski papar, sol i crni papar.

Nadjev podijeliti na trakice tikvica i ravnomjerno rasporediti. Zarolajte tikvice i ukrasite svježim bosiljkom i peršinom.

Uživati!

Chipotle pomfrit

(Spremno za oko 45 minuta | Za 4 osobe)

Po porciji: Kalorije: 186; Masti: 7,1 g; Ugljikohidrati: 29,6g; Bjelančevine: 2,5g

Sastojci

4 srednja slatka krumpira, oguljena i narezana na štapiće

2 žlice ulja od kikirikija

Morska sol i mljeveni crni papar, po ukusu

1 žličica chipotle čilija u prahu

1/4 žličice mljevene pimente

1 žličica smeđeg šećera

1 žličica sušenog ružmarina

Adrese

Pomfrit od batata pomiješajte s preostalim sastojcima.

Pecite krumpiriće na 375 stupnjeva F oko 45 minuta ili dok ne porumene; Obavezno jednom ili dva puta promiješajte čips.

Po želji poslužite s omiljenim umakom za umakanje. Uživati!

Cannellini umak od graha

(Spremno za oko 10 minuta | Za 6 obroka)

Po porciji: Kalorije: 123; Masti: 4,5 g; Ugljikohidrati: 15,6g; Bjelančevine: 5,6 g

Sastojci

10 unci konzerviranih cannellini graha, ocijeđenih

1 režanj češnjaka, samljeven

2 pečene paprike narezane na ploške

Svježe mljeveni crni morski papar, po ukusu

1/2 žličice mljevenog kima

1/2 žličice sjemena gorušice

1/2 žličice mljevenog lista lovora

3 žlice tahinija

2 žlice svježeg talijanskog peršina, nasjeckanog

Adrese

Stavite sve sastojke, osim peršina, u zdjelu blendera ili procesora hrane. Miješajte dok se dobro ne izmiješa.

Prebacite umak u zdjelu za posluživanje i ukrasite svježim peršinom.

Po želji poslužite s kriškama pita, tortilja čipsom ili vegetarijanskim štapićima. Uživati!

Pečena cvjetača sa začinima

(Spremno za oko 25 minuta | Za 6 osoba)

Po porciji: Kalorije: 115; Masti: 9,3 g; Ugljikohidrati: 6,9g; Bjelančevine: 5,6 g

Sastojci

1 ½ funte cvjetova cvjetače

1/4 šalice maslinovog ulja

4 žlice jabučnog octa

2 režnja češnjaka, protisnuti

1 žličica sušenog bosiljka

1 žličica sušenog origana

Morska sol i mljeveni crni papar, po ukusu

Adrese

Počnite tako da prethodno zagrijete pećnicu na 420 stupnjeva F.

Cvjetiće cvjetače pomiješajte s preostalim sastojcima.

Stavite cvjetove cvjetače na lim obložen papirom za pečenje. Cvjetiće cvjetače pecite u prethodno zagrijanoj pećnici oko 25 minuta ili dok lagano ne pougljenje.

Uživati!

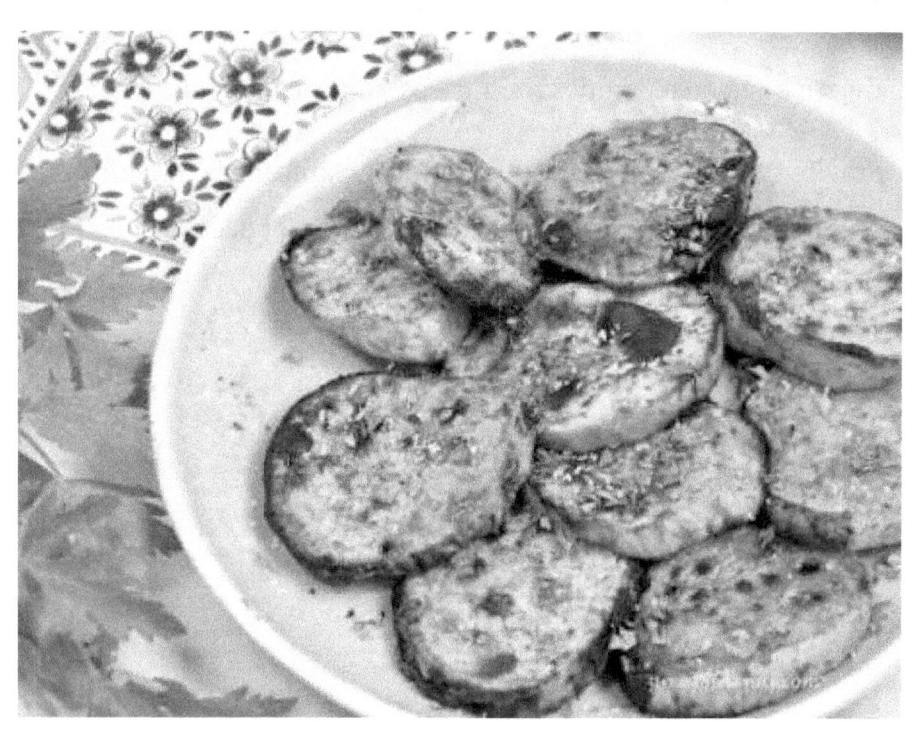

Lagani libanonski tum

(Spremno za oko 10 minuta | Za 6 obroka)

Po porciji: Kalorije: 252; Masti: 27 g; Ugljikohidrati: 3,1g; Bjelančevine: 0,4g

Sastojci

2 glavice češnjaka

1 žličica krupne morske soli

1 ½ šalice maslinovog ulja

1 svježe iscijeđen limun

2 šalice mrkve, narezane na šibice

Adrese

Pasirajte režnjeve češnjaka i sol u procesoru hrane ili blenderu velike brzine dok ne postanu kremasti i glatki, stružući niz stijenke zdjele.

Postupno i polako dodajte maslinovo ulje i limunov sok, naizmjence između ova dva sastojka kako biste stvorili pahuljasti umak.

Miješajte dok se umak ne zgusne. Poslužite sa štapićima mrkve i uživajte!

Avokado s pikantnim preljevom od đumbira

(Spremno za oko 10 minuta | Za 4 osobe)

Po porciji: Kalorije: 295; Masti: 28,2 g; Ugljikohidrati: 11,3g; Bjelančevine: 2,3g

Sastojci

2 avokada, otkoštena i prerezana na pola

1 režanj češnjaka, protisnut

1 žličica svježeg đumbira, oguljenog i nasjeckanog

2 žlice balzamičnog octa

4 žlice ekstra djevičanskog maslinovog ulja

Košer sol i mljeveni crni papar, po ukusu

Adrese

Stavite polovice avokada na tanjur za posluživanje.

Pomiješajte češnjak, đumbir, ocat, maslinovo ulje, sol i crni papar u maloj posudi. Podijelite umak između polovica avokada.

Uživati!

Mješavina za grickalice od slanutka

(Spremno za oko 30 minuta | Za 8 osoba)

Po porciji: Kalorije: 109; Masti: 7,9 g; Ugljikohidrati: 7,4 g; Bjelančevine: 3,4g

Sastojci

1 šalica pečenog slanutka, ocijeđenog

2 žlice otopljenog kokosovog ulja

1/4 šalice sirovih sjemenki bundeve

1/4 šalice sirovih polovica oraha

1/3 šalice suhih višanja

Adrese

Osušite slanutak papirnatim ručnicima. Prelijte slanutak kokosovim uljem.

Pecite slanutak u prethodno zagrijanoj pećnici na 380 stupnjeva F oko 20 minuta, promiješajte jednom ili dva puta.

Pomiješajte slanutak sa sjemenkama bundeve i polovicama oraha. Nastavite peći dok orasi ne zamirišu oko 8 minuta; neka se potpuno ohladi.

Dodajte sušene višnje i promiješajte da se sjedini. Uživati!

Muhammara umak s dodirom

(Spremno za oko 35 minuta | Za 9 porcija)

Po porciji: Kalorije: 149; Masti: 11,5 g; Ugljikohidrati: 8,9g; Bjelančevine: 2,4g

Sastojci

3 crvene paprike babure

5 žlica maslinovog ulja

2 češnja češnjaka, mljevena

1 nasjeckana rajčica

3/4 šalice krušnih mrvica

2 žlice melase

1 žličica mljevenog kima

1/4 tostiranih sjemenki suncokreta

1 Maras paprika nasjeckana

2 žlice tahinija

Morska sol i crvena paprika, po ukusu

Adrese

Počnite tako da prethodno zagrijete pećnicu na 400 stupnjeva F.

Paprike stavite na pleh obložen papirom za pečenje. Pecite oko 30 minuta; Ogulite paprike i prebacite ih u procesor hrane.

U međuvremenu zagrijte 2 žlice maslinovog ulja u tavi na srednje jakoj vatri. Pirjajte češnjak i rajčice oko 5 minuta ili dok ne omekšaju.

Dodajte pirjano povrće u procesor hrane. Dodajte preostale sastojke i miješajte dok ne postane kremasto i glatko.

Uživati!

Crostini od špinata, slanutka i češnjaka

(Spremno za oko 10 minuta | Za 6 obroka)

Po porciji: Kalorije: 242; Masti: 6,1 g; Ugljikohidrati: 38,5g; Bjelančevine: 8,9 g

Sastojci

1 baguette, izrezan na ploške

4 žlice ekstra djevičanskog maslinovog ulja

Morska sol i crvena paprika, za začin

3 češnja češnjaka, mljevena

1 šalica kuhanog slanutka, ocijeđenog

2 šalice špinata

1 žlica svježeg soka od limuna

Adrese

Zagrijte svoj roštilj.

Kriške kruha namažite s 2 žlice maslinovog ulja i pospite morskom soli i crvenom paprikom. Stavite pod prethodno zagrijani brojler oko 2 minute ili dok se lagano ne ispeče.

U zdjeli dobro pomiješajte češnjak, slanutak, špinat, limunov sok i preostale 2 žlice maslinovog ulja.

Svaki tost prelijte smjesom od slanutka. Uživati!

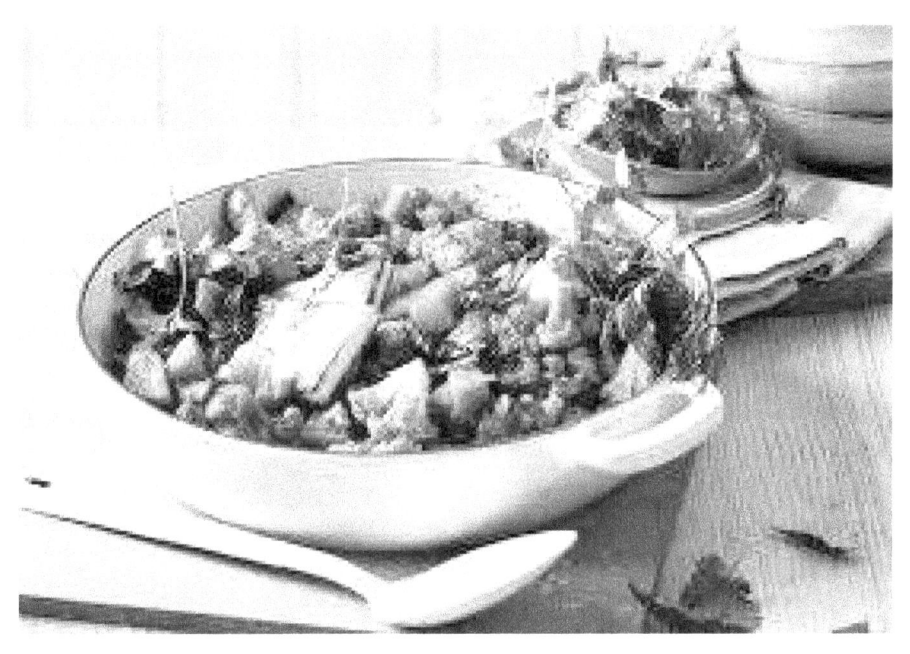

"Ćufte" od gljiva i kanelina

(Spremno za oko 15 minuta | Za 4 osobe)

Po porciji: Kalorije: 195; Masti: 14,1 g; Ugljikohidrati: 13,2g; Bjelančevine: 3,9 g

Sastojci

4 žlice maslinovog ulja

1 šalica nasjeckanih gljiva

1 ljutika nasjeckana

2 češnja češnjaka, zgnječena

1 šalica konzerviranih ili kuhanih cannellini graha, ocijeđenih

1 šalica kuhane kvinoje

Morska sol i mljeveni crni papar, po ukusu

1 žličica dimljene paprike

1/2 žličice pahuljica crvene paprike

1 žličica sjemena gorušice

1/2 žličice sušenog kopra

Adrese

Zagrijte 2 žlice maslinovog ulja u tavi koja se ne lijepi. Kad se zagriju, kuhajte gljive i ljutiku 3 minute ili dok ne omekšaju.

Dodajte češnjak, grah, kvinoju i začine. Izmiksajte da se dobro sjedini pa namašćenim rukama oblikujte smjesu u jednake kuglice.

Zatim zagrijte preostale 2 žlice maslinovog ulja u neprianjajućoj tavi na srednje jakoj vatri. Kad se zagriju, pržite mesne okruglice oko 10 minuta dok ne porumene sa svih strana.

Poslužite sa štapićima za koktele. Uživati!

Okruglice krastavaca s humusom

(Spremno za oko 10 minuta | Za 6 obroka)

Po porciji: Kalorije: 88; Masti: 3,6 g; Ugljikohidrati: 11,3g; Bjelančevine: 2,6 g

Sastojci

1 šalica humusa, po mogućnosti domaćeg

2 veće rajčice, narezane na kockice

1/2 žličice pahuljica crvene paprike

Morska sol i mljeveni crni papar, po ukusu

2 engleska krastavca, narezana na ploške

Adrese

Podijelite humus umak na kriške krastavca.

Vrh s rajčicama; Posipajte pahuljice crvene paprike, sol i crni papar preko svakog krastavca.

Poslužite hladno i uživajte!

Punjeni Jalapeno zalogaji

(Spremno za oko 15 minuta | Za 6 osoba)

Po porciji: Kalorije: 108; Masti: 6,6 g; Ugljikohidrati: 7,3g; Bjelančevine: 5,3g

Sastojci

1/2 šalice sirovih sjemenki suncokreta, namočenih preko noći i ocijeđenih

4 žlice nasjeckanog vlasca

1 žličica mljevenog češnjaka

3 žlice prehrambenog kvasca

1/2 šalice vrhnja od luka

1/2 žličice kajenskog papra

1/2 žličice sjemena gorušice

12 jalapenosa, prerezanih na pola i očišćenih od sjemenki

1/2 šalice krušnih mrvica

Adrese

U procesoru hrane ili blenderu velike brzine pomiješajte sirove sjemenke suncokreta, mladi luk, češnjak, prehrambeni kvasac, juhu, kajenski papar i sjemenke gorušice dok se dobro ne sjedine.

Smjesu ulijte u jalapeno i premažite krušnim mrvicama.

Pecite u prethodno zagrijanoj pećnici na 400 stupnjeva F oko 13 minuta ili dok paprike ne omekšaju. Poslužite vruće.

Uživati!

Meksički kolutići luka

(Spremno za oko 35 minuta | Za 6 osoba)

Po porciji: Kalorije: 213; Masti: 10,6 g; Ugljikohidrati: 26,2g; Bjelančevine: 4,3 g

Sastojci

2 srednje glavice luka, izrezane na kolutiće

1/4 šalice višenamjenskog brašna

1/4 šalice speltinog brašna

1/3 šalice rižinog mlijeka, nezaslađenog

1/3 šalice ale piva

Morska sol i mljeveni crni papar, za začin

1/2 žličice kajenskog papra

1/2 žličice sjemena gorušice

1 šalica tortilja čipsa, zdrobljenog

1 žlica maslinovog ulja

Adrese

Počnite tako da prethodno zagrijete pećnicu na 420 stupnjeva F.

U plitkoj zdjeli pomiješajte brašno, mlijeko i pivo.

U drugoj plitkoj zdjeli pomiješajte začine sa zdrobljenim tortilja čipsom. Udubite kolutove luka u mješavinu brašna.

Zatim ih uvaljajte u začinjenu smjesu, pritiskajući da se dobro oblože.

Kolutove luka stavite na pleh obložen papirom za pečenje. Premažite maslinovim uljem i pecite oko 30 minuta. Uživati!

Pečeno korjenasto povrće

(Spremno za oko 35 minuta | Za 6 osoba)

Po porciji: Kalorije: 261; Masti: 18,2 g; Ugljikohidrati: 23,3g; Bjelančevine: 2,3g

Sastojci

1/4 šalice maslinovog ulja

2 mrkve, oguljene i narezane na komade od 1 ½ inča

2 pastrnjaka, oguljena i narezana na komade od 1 ½ inča

1 stabljika celera, oguljena i narezana na komade od 1 ½ inča

1 funta slatkog krumpira, oguljenog i izrezanog na komade od 1 ½ inča

1/4 šalice maslinovog ulja

1 žličica sjemena gorušice

1/2 žličice bosiljka

1/2 žličice origana

1 žličica pahuljica crvene paprike

1 žličica suhe majčine dušice

Morska sol i mljeveni crni papar, po ukusu

Adrese

Pomiješajte povrće s ostalim sastojcima dok se dobro ne prekrije.

Pecite povrće u prethodno zagrijanoj pećnici na 400 stupnjeva F oko 35 minuta, miješajući na pola vremena pečenja.

Kušajte, prilagodite začine i poslužite vruće. Uživati!

Umak od humusa na indijski način

(Spremno za oko 10 minuta | Za 10 porcija)

Po porciji: Kalorije: 171; Masti: 10,4 g; Ugljikohidrati: 15,3g; Bjelančevine: 5,4 g

Sastojci

20 unci konzerviranog ili kuhanog slanutka, ocijeđenog

1 žličica narezanog češnjaka

1/4 šalice tahinija

1/4 šalice maslinovog ulja

1 svježe iscijeđena limeta

1/4 žličice kurkume

1/2 žličice kumina u prahu

1 žličica curry praha

1 žličica sjemenki korijandera

1/4 šalice tekućeg slanutka ili više, po potrebi

2 žlice svježeg cilantra, nasjeckanog

Adrese

Pomiješajte slanutak, češnjak, tahini, maslinovo ulje, limetu, kurkumu, kumin, curry prah i sjemenke korijandera u blenderu ili procesoru hrane.

Miksajte do željene gustoće, postupno dodajući tekućinu od slanutka.

Stavite u hladnjak do posluživanja. Ukrasite svježim cilantrom.

Po želji poslužite uz naan kruh ili štapiće povrća. Uživati!

Umak od pečene mrkve i graha

(Spremno za oko 55 minuta | Za 10 porcija)

Po porciji: Kalorije: 121; Masti: 8,3 g; Ugljikohidrati: 11,2g; Bjelančevine: 2,8g

Sastojci

1 ½ funte mrkve, nasjeckane

2 žlice maslinovog ulja

4 žlice tahinija

8 unci konzerviranih cannellini graha, ocijeđenih

1 žličica mljevenog češnjaka

2 žlice soka od limuna

2 žlice soja umaka

Morska sol i mljeveni crni papar, po ukusu

1/2 žličice paprike

1/2 žličice sušenog kopra

1/4 šalice tostiranih pepita

Adrese

Započnite zagrijavanjem pećnice na 390 stupnjeva F. Lim za pečenje obložite papirom za pečenje.

Sada prelijte mrkvu maslinovim uljem i stavite na pripremljeni lim za pečenje.

Pecite mrkvu oko 50 minuta ili dok ne omekša. Pečenu mrkvu prebacite u zdjelu procesora hrane.

Dodajte tahini, grah, češnjak, limunov sok, soja umak, sol, crni papar, papriku i kopar. Procesirajte dok umak ne postane kremast i gladak.

Ukrasite prženim sjemenkama i poslužite s tanjurićima po izboru. Uživati!

Brz i jednostavan sushi od tikvica

(Spremno za oko 10 minuta | Za 5 osoba)

Po porciji: Kalorije: 129; Masti: 6,3 g; Ugljikohidrati: 15,9g; Bjelančevine: 2,5g

Sastojci

1 šalica kuhane riže

1 ribana mrkva

1 manja glavica luka, naribana

1 avokado, nasjeckan

1 režanj češnjaka, samljeven

Morska sol i mljeveni crni papar, po ukusu

1 srednja tikvica, narezana na trakice

Wasabi umak, za posluživanje

Adrese

U zdjeli dobro pomiješajte rižu, mrkvu, luk, avokado, češnjak, sol i crni papar.

Nadjev podijeliti na trakice tikvica i ravnomjerno rasporediti. Zarolajte tikvice i poslužite s Wasabi umakom.

Uživati!

Cherry rajčice s humusom

(Spremno za oko 10 minuta | Za 8 obroka)

Po porciji: Kalorije: 49; Masti: 2,5 g; Ugljikohidrati: 4,7g; Bjelančevine: 1,3g

Sastojci

- 1/2 šalice humusa, po mogućnosti domaćeg
- 2 žlice veganske majoneze
- 1/4 šalice nasjeckanog vlasca
- 16 cherry rajčica, uklonite pulpu
- 2 žlice nasjeckanog svježeg cilantra

Adrese

U zdjeli dobro pomiješajte humus, majonezu i vlasac.

Smjesu humusa podijelite na rajčice. Ukrasite svježim cilantrom i poslužite.

Uživati!

Gljive pečene u pećnici

(Spremno za oko 20 minuta | Za 4 osobe)

Po porciji: Kalorije: 136; Masti: 10,5 g; Ugljikohidrati: 7,6g; Bjelančevine: 5,6 g

Sastojci

1 ½ funte gljiva, očišćenih

3 žlice maslinovog ulja

3 češnja češnjaka, mljevena

1 žličica sušenog origana

1 žličica sušenog bosiljka

1/2 žličice sušenog ružmarina

Košer sol i mljeveni crni papar, po ukusu

Adrese

Pomiješajte gljive s preostalim sastojcima.

Šampinjone stavite na pleh obložen papirom za pečenje.

Pecite gljive u prethodno zagrijanoj pećnici na 420 stupnjeva F oko 20 minuta ili dok ne omekšaju i ne zamirišu.

Šampinjone posložite na pladanj i poslužite sa štapićima za koktele. Uživati!

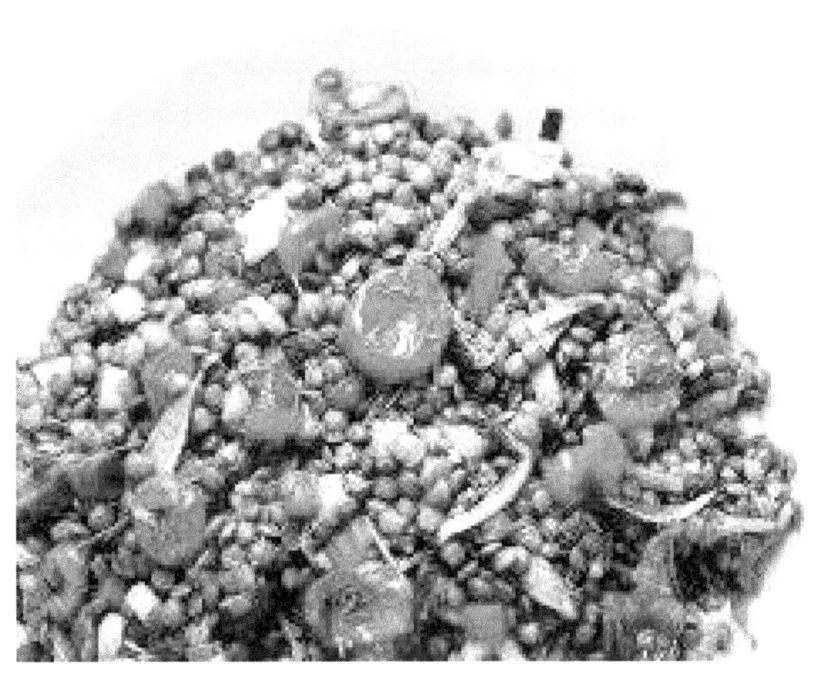

Čips od kelja sa sirom

(Spremno za oko 1 sat i 30 minuta | Za 6 osoba)

Po porciji: Kalorije: 121; Masti: 7,5 g; Ugljikohidrati: 8,4g; Bjelančevine: 6,5g

Sastojci

1/2 šalice suncokretovih sjemenki, namočenih preko noći i ocijeđenih

1/2 šalice indijskih oraščića, namočenih preko noći i ocijeđenih

1/3 šalice prehrambenog kvasca

2 žlice soka od limuna

1 žličica luka u prahu

1 žličica češnjaka u prahu

1 žličica paprike

Morska sol i mljeveni crni papar, po ukusu

1/2 šalice vode

4 šalice kelja, narezanog na komade

Adrese

U procesoru hrane ili blenderu velike brzine pomiješajte sirove sjemenke suncokreta, indijske oraščiće, prehrambeni kvasac, limunov sok, luk u prahu, češnjak u prahu, papriku, sol, mljeveni crni papar i vodu dok se dobro ne sjedine.

Prelijte smjesu preko listova kelja i miješajte dok se dobro ne prekriju.

Pecite u prethodno zagrijanoj pećnici na 220 stupnjeva F oko 1 sat i 30 minuta ili dok ne postane hrskavo.

Uživati!

Brodovi od avokada s humusom

(Spremno za oko 10 minuta | Za 4 osobe)

Po porciji: Kalorije: 297; Masti: 21,2 g; Ugljikohidrati: 23,9g; Proteini: 6g

Sastojci

1 žlica svježeg soka od limuna

2 zrela avokada, prerezana na pola i bez koštica

8 unci humusa

1 režanj češnjaka, samljeven

1 srednje nasjeckana rajčica

Morska sol i mljeveni crni papar, po ukusu

1/2 žličice kurkume u prahu

1/2 žličice kajenskog papra

1 žlica tahinija

Adrese

Polovice avokada pokapajte svježim limunovim sokom.

Pomiješajte humus, češnjak, rajčicu, sol, crni papar, kurkumu u prahu, kajenski papar i tahini. Ulijte nadjev u avokado.

Poslužite odmah.

Nacho punjeni šampinjoni

(Spremno za oko 25 minuta | Za 5 osoba)

Po porciji: Kalorije: 210; Masti: 13,4 g; Ugljikohidrati: 17,7g; Bjelančevine: 6,9 g

Sastojci

 1 šalica tortilja čipsa, zdrobljenog

 1 šalica kuhanog ili konzerviranog crnog graha, ocijeđenog

 4 žlice veganskog maslaca

 2 žlice tahinija

 4 žlice nasjeckanog vlasca

 1 žličica mljevenog češnjaka

 1 nasjeckani jalapeño

 1 žličica meksičkog origana

 1 žličica kajenskog papra

 Morska sol i mljeveni crni papar, po ukusu

15 srednjih gljiva, očišćenih, bez peteljki

Adrese

Sve sastojke, osim gljiva, dobro pomiješajte u posudi za miješanje.

Podijelite nacho smjesu između vaših gljiva.

Pecite u prethodno zagrijanoj pećnici na 350 stupnjeva F oko 20 minuta ili dok ne omekša i bude pečen. Uživati!

Oblozi od zelene salate s humusom i avokadom

(Spremno za oko 10 minuta | Za 6 obroka)

Po porciji: Kalorije: 115; Masti: 6,9 g; Ugljikohidrati: 11,6g; Bjelančevine: 2,6 g

Sastojci

1/2 šalice humusa

1 nasjeckana rajčica

1 ribana mrkva

1 srednji avokado, bez koštice i narezan na kockice

1 žličica bijelog octa

1 žličica soja umaka

1 žličica agavinog sirupa

1 žlica Sriracha umaka

1 žličica mljevenog češnjaka

1 žličica svježe naribanog đumbira

Košer sol i mljeveni crni papar, po ukusu

1 glavica zelene salate, odvojena na listiće

Adrese

Dobro sjediniti humus, rajčicu, mrkvu i avokado. Pomiješajte bijeli ocat, sojin umak, agavin sirup, Sriracha umak, češnjak, đumbir, sol i crni papar.

Nadjev rasporedite po listovima zelene salate, zarolajte i poslužite s umakom sa strane.

Uživati!

Pečene prokulice

(Spremno za oko 35 minuta | Za 6 osoba)

Po porciji: Kalorije: 151; Masti: 9,6 g; Ugljikohidrati: 14,5g; Bjelančevine: 5,3g

Sastojci

2 kilograma prokulica

1/4 šalice maslinovog ulja

Krupna morska sol i mljeveni crni papar po ukusu

1 žličica pahuljica crvene paprike

1 žličica sušenog origana

1 žličica suhog peršina

1 žličica sjemena gorušice

Adrese

Pomiješajte prokulice s preostalim sastojcima dok se dobro ne prekriju.

Pecite povrće u prethodno zagrijanoj pećnici na 400 stupnjeva F oko 35 minuta, miješajući na pola vremena pečenja.

Kušajte, prilagodite začine i poslužite vruće. Uživati!

Poblano slatki krumpir poppers

(Spremno za oko 25 minuta | Za 7 porcija)

Po porciji: Kalorije: 145; Masti: 3,6 g; Ugljikohidrati: 24,9g; Bjelančevine: 5,3g

Sastojci

1/2 funte cvjetače, orezane i narezane na kockice

1 funta slatkog krumpira, oguljenog i narezanog na kockice

1/2 šalice mlijeka od indijskih oraščića, nezaslađenog

1/4 šalice veganske majoneze

1/2 žličice curry praha

1/2 žličice kajenskog papra

1/4 žličice sušenog kopra

Morski i mljeveni crni papar, po ukusu

1/2 šalice svježih krušnih mrvica

14 svježih poblano čilija, prepolovljenih, bez sjemenki

Adrese

Cvjetaču i slatki krumpir kuhajte na pari oko 10 minuta ili dok ne omekšaju. Sada ih sameljite s mlijekom od indijskih oraščića.

Dodajte vegansku majonezu, curry prah, kajenski papar, kopar, sol i crni papar.

Smjesu uliti u paprike i premazati prezlama.

Pecite u prethodno zagrijanoj pećnici na 400 stupnjeva F oko 13 minuta ili dok paprike ne omekšaju.

Uživati!

Pečeni čips od tikvica

(Spremno za oko 1 sat i 30 minuta | Za 7 porcija)

Po porciji: Kalorije: 48; Masti: 4,2 g; Ugljikohidrati: 2 g; Bjelančevine: 1,7 g

Sastojci

1 funta tikvica, izrezana na ploške debljine 1/8 inča

2 žlice maslinovog ulja

1/2 žličice sušenog origana

1/2 žličice sušenog bosiljka

1/2 žličice pahuljica crvene paprike

Morska sol i mljeveni crni papar, po ukusu

Adrese

Pomiješajte tikvice s preostalim sastojcima.

Rasporedite kriške tikvica u jednom sloju na lim obložen papirom za pečenje.

Pecite na 235 stupnjeva F oko 90 minuta dok ne postane hrskavo i zlatno. Čips od tikvica će postati hrskav dok se hladi.

Uživati!

Autentični libanonski umak

(Spremno za oko 10 minuta | Za 12 porcija)

Po porciji: Kalorije: 117; Masti: 6,6 g; Ugljikohidrati: 12,2g; Bjelančevine: 4,3 g

Sastojci

2 (15 unci) konzerve slanutka/slanutka

4 žlice soka od limuna

4 žlice tahinija

2 žlice maslinovog ulja

1 žličica paste od đumbira i češnjaka

1 čajna žličica libanonske mješavine 7 začina

Morska sol i mljeveni crni papar, po ukusu

1/3 šalice tekućine od slanutka

Adrese

Pomiješajte slanutak, limunov sok, tahini, maslinovo ulje, pastu od đumbira i češnjaka i začine u blenderu ili procesoru hrane.

Miksajte do željene gustoće, postupno dodajući tekućinu od slanutka.

Stavite u hladnjak do posluživanja. Po želji poslužite sa štapićima od povrća. Uživati!

Veganske zobene pahuljice

(Spremno za oko 15 minuta | Za 4 osobe)

Po porciji: Kalorije: 284; Masti: 10,5 g; Ugljikohidrati: 38,2g; Bjelančevine: 10,4 g

Sastojci

1 šalica zobenih pahuljica

1 šalica kuhanog ili konzerviranog slanutka

2 češnja češnjaka, mljevena

1 žličica luka u prahu

1/2 žličice kumina u prahu

1 žličica suhih peršinovih listića

1 žličica sušenog mažurana

1 žlica chia sjemenki, namočenih u 2 žlice vode

Nekoliko kapljica tekućeg dima

Morska sol i svježe mljeveni crni papar, po ukusu

2 žlice maslinovog ulja

Adrese

Sastojke dobro sjediniti osim maslinovog ulja. Izmiksajte da se dobro sjedini pa namašćenim rukama oblikujte smjesu u jednake kuglice.

Zatim zagrijte maslinovo ulje u neprianjajućoj tavi na srednje jakoj vatri. Kad se zagriju, pržite mesne okruglice oko 10 minuta dok ne porumene sa svih strana.

Mesne okruglice stavite na pladanj za posluživanje i poslužite sa štapićima za koktele. Uživati!

Brodići od paprike s umakom od manga

(Spremno za oko 5 minuta | Za 4 osobe)

Po porciji: Kalorije: 74; Masti: 0,5 g; Ugljikohidrati: 17,6g; Bjelančevine: 1,6g

Sastojci

1 mango, oguljen, bez koštica i narezan na kockice

1 mala ljutika, nasjeckana

2 žlice svježeg cilantra, nasjeckanog

1 crveni čili, očišćen od sjemenki i nasjeckan

1 žlica svježeg soka od limuna

4 paprike babure, očišćene od sjemenki i prerezane na pola

Adrese

Dobro pomiješajte mango, ljutiku, cilantro, crvenu papriku i sok limete.

Smjesu ulijte u polovice paprika i odmah poslužite.

Uživati!

Začinjeni cvjetići brokule i ružmarina

(Spremno za oko 35 minuta | Za 6 osoba)

Po porciji: Kalorije: 135; Masti: 9,5 g; Ugljikohidrati: 10,9g; Bjelančevine: 4,4 g

Sastojci

2 kilograma cvjetića brokule

1/4 šalice ekstra djevičanskog maslinovog ulja

Morska sol i mljeveni crni papar, po ukusu

1 žličica paste od đumbira i češnjaka

1 žlica nasjeckanog svježeg ružmarina

1/2 žličice limunove korice

Adrese

Pomiješajte brokulu s preostalim sastojcima dok se dobro ne prekrije.

Pecite povrće u prethodno zagrijanoj pećnici na 400 stupnjeva F oko 35 minuta, miješajući na pola vremena pečenja.

Kušajte, prilagodite začine i poslužite vruće. Uživati!

Hrskavi pečeni čips od cikle

(Spremno za oko 35 minuta | Za 6 osoba)

Po porciji: Kalorije: 92; Masti: 9,1 g; Ugljikohidrati: 2,6g; Bjelančevine: 0,5g

Sastojci

2 crvene cikle, oguljene i narezane na ploške debljine 1/8 inča

1/4 šalice maslinovog ulja

Morska sol i mljeveni crni papar, po ukusu

1/2 žličice pahuljica crvene paprike

Adrese

Pomiješajte kriške cikle s preostalim sastojcima.

Rasporedite kriške cikle u jednom sloju na lim obložen papirom za pečenje.

Pecite na 400 stupnjeva F oko 30 minuta dok ne postane hrskavo. Uživati!

Biljni umak za Dan zahvalnosti

(Spremno za oko 20 minuta | Za 6 osoba)

Po porciji: Kalorije: 165; Masti: 1,6 g; Ugljikohidrati: 33,8g; Bjelančevine: 6,8 g

Sastojci

3 šalice juhe od povrća

1 ½ šalice smeđe riže, kuhane

6 unci cremini gljiva, nasjeckanih

1 žličica sušenog bosiljka

1 žličica sušenog origana

1/2 žličice sušenog ružmarina

1/2 žličice suhe majčine dušice

1/2 žličice mljevenog češnjaka

1/4 šalice nezaslađenog prirodnog bademovog mlijeka

Morska sol i svježe mljeveni crni papar

Adrese

Zakuhajte juhu od povrća na srednje jakoj vatri; Dodajte rižu i gljive te smanjite vatru da lagano kuha.

Pustite da lagano kuha oko 12 minuta, dok gljive ne omekšaju. Maknite s vatre.

Zatim miješajte smjesu dok ne postane kremasta i glatka.

Dodajte preostale sastojke i zagrijavajte umak na srednjoj vatri dok se sve ne skuha.

Poslužite uz pire krumpir ili povrće po izboru. Uživati!

Bakin začin za cornichon

(Spremno za oko 15 minuta + vrijeme hlađenja | Za 9 porcija)

Po porciji: Kalorije: 45; Masti: 0g; Ugljikohidrati: 10,2g; Bjelančevine: 0,3g

Sastojci

3 šalice sitno nasjeckanog cornichona

1 šalica sitno nasjeckanog bijelog luka

1 žličica morske soli

1/3 šalice destiliranog bijelog octa

1/4 žličice sjemena gorušice

1/3 šalice šećera

1 žlica praha arrowroot-a, otopljena u 1 žlici vode

Adrese

Stavite cornichon, luk i sol u cjedilo postavljeno iznad zdjele; Ocijedite nekoliko sati. Istisnite što više tekućine.

Skuhajte ocat, gorušičino sjeme i šećer; dodajte 1/3 žličice morske soli i pustite da kuha dok se šećer ne otopi.

Dodajte mješavinu kukuruza i luka i nastavite pirjati još 2 do 3 minute. Dodajte mješavinu praha strelice i nastavite kuhati još 1 do 2 minute.

Prebacite preljev u zdjelu i stavite ga nepokrivenog u hladnjak na oko 2 sata. Uživati!

Chutney od jabuka i brusnica

(Spremno za oko 1 sat | Za 7 porcija)

Po porciji: Kalorije: 208; Masti: 0,3 g; Ugljikohidrati: 53g; Bjelančevine: 0,6g

Sastojci

1 ½ funte jabuka za kuhanje, oguljenih, očišćenih od jezgre i narezanih na kockice

1/2 šalice nasjeckanog slatkog luka

1/2 šalice jabučnog octa

1 velika naranča, svježe iscijeđena

1 šalica smeđeg šećera

1 žličica sjemenki komorača

1 žlica svježeg đumbira, oguljenog i naribanog

1 žličica morske soli

1/2 šalice suhih brusnica

Adrese

U lonac stavite jabuke, slatki luk, ocat, sok od naranče, smeđi šećer, sjemenke komorača, đumbir i sol. Zakuhajte smjesu.

Odmah smanjite temperaturu; Nastavite pirjati, povremeno miješajući, oko 55 minuta, dok većina tekućine ne upije.

Pustite da se ohladi i dodajte sušene brusnice. Čuvajte u hladnjaku do 2 tjedna.

Uživati!

Domaći maslac od jabuka

(Spremno za oko 35 minuta | Za 16 osoba)

Po porciji: Kalorije: 106; Masti: 0,3 g; Ugljikohidrati: 27,3g; Bjelančevine: 0,4g

Sastojci

5 kilograma jabuka, oguljenih, očišćenih od koštice i narezanih na kockice

1 šalica vode

2/3 šalice granuliranog smeđeg šećera

1 žlica mljevenog cimeta

1 žličica mljevenog klinčića

1 žlica esencije vanilije

Prstohvat svježe naribanog muškatnog oraščića

prstohvat soli

Adrese

Dodajte jabuke i vodu u lonac s debelim dnom i kuhajte oko 20 minuta.

Zatim kuhane jabuke zgnječite gnječilicom za krumpir; Umiješajte šećer, cimet, klinčiće, vaniliju, muškatni oraščić i sol u umak od jabuka; promiješajte da se dobro sjedini.

Nastavite pirjati dok se maslac ne zgusne do željene gustoće.

Uživati!

Domaći maslac od kikirikija

(Spremno za oko 5 minuta | Za 16 porcija)

Po porciji: Kalorije: 144; Masti: 9,1 g; Ugljikohidrati: 10,6g; Bjelančevine: 6,9 g

Sastojci

1 ½ šalice kikirikija, blanširanog

Prstohvat krupne soli

1 žlica agavinog sirupa

Adrese

U procesoru hrane ili blenderu velike brzine izmiksajte kikiriki dok se ne samelje. Zatim obradite još 2 minute, stružući po stijenkama i dnu zdjele.

Posolite i dodajte agavin sirup.

Uključite aparat još 2 minute ili dok maslac ne postane potpuno kremast i gladak.

Uživati!

Krema od pečene paprike

(Spremno za oko 10 minuta | Za 10 porcija)

Po porciji: Kalorije: 111; Masti: 6,8 g; Ugljikohidrati: 10,8g; Bjelančevine: 4,4 g

Sastojci

2 crvene paprike pečene i očišćene od sjemenki

1 jalapeno paprika, pečena i očišćena od sjemenki

4 unce sušene rajčice u ulju, ocijeđene

2/3 šalice suncokretovih sjemenki

2 žlice nasjeckanog luka

1 češanj češnjaka

1 žlica mješavine mediteranskog bilja

Morska sol i mljeveni crni papar, po ukusu

1/2 žličice kurkume u prahu

1 žličica mljevenog kima

2 žlice tahinija

Adrese

Stavite sve sastojke u zdjelu blendera ili procesora hrane.

Procesirajte dok ne postane kremasto, glatko i glatko.

Čuvajte u hermetički zatvorenoj posudi u hladnjaku do 2 tjedna. Uživati!

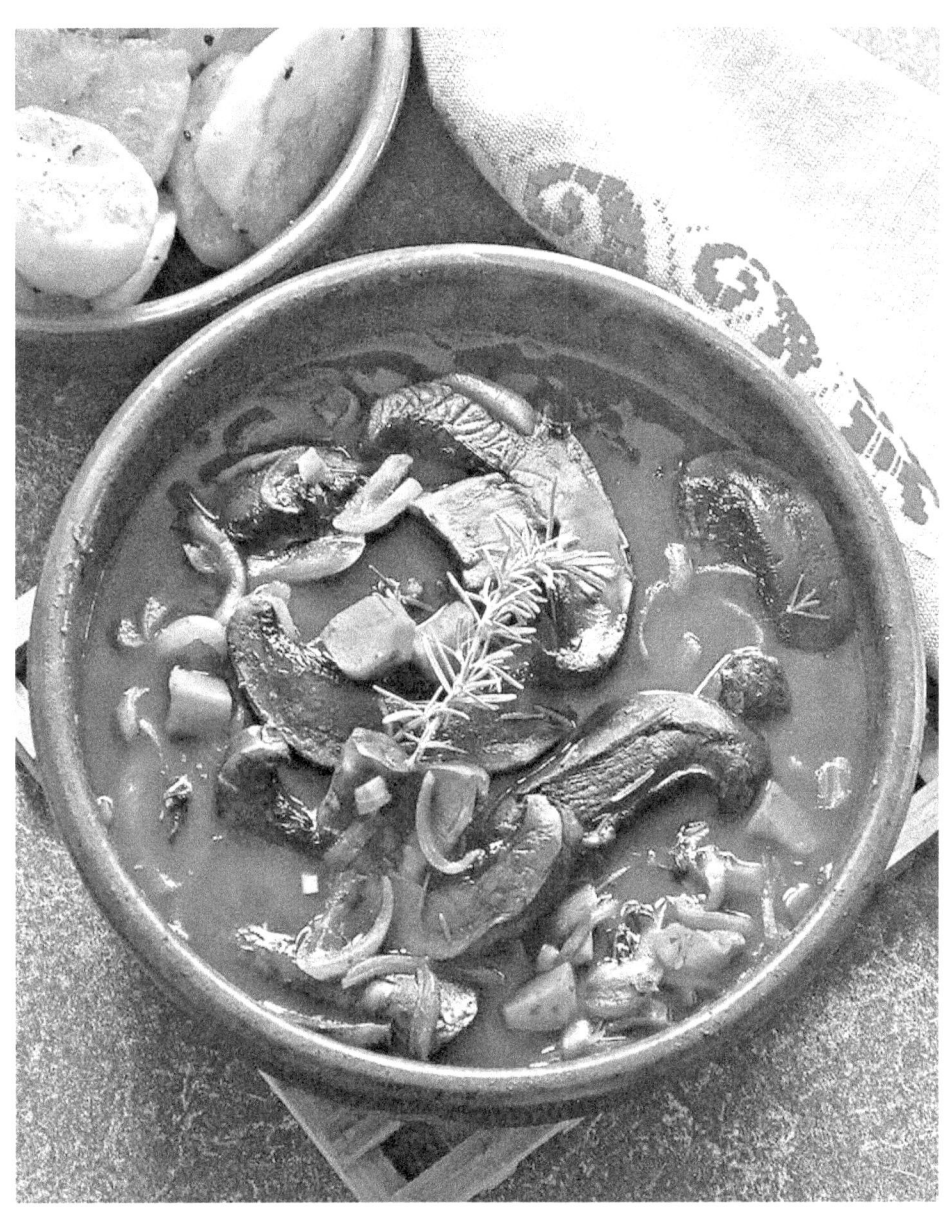

www.ingramcontent.com/pod-product-compliance
Lightning Source LLC
Chambersburg PA
CBHW050619130526
44591CB00044B/1493